医療系学生のための
社会保障制度と医療経済概論 講義

改訂版

米本倉基／真野俊樹 編著
小林　慎／坂田裕介 共著

ムイスリ出版

はじめに

本書は、医師、薬剤師や看護師、各医療技師を志す学生向けの入門講義の教科書となることを目指して執筆している。そのきっかけは、編者が、医学、薬学、看護、臨床検査などの学部・学科で講義をするなかで、高校時代も含めてそれまで文系、特に社会科学系の授業をあまり学習する機会がなかった学生向けに、社会保障制度の基礎となる政策や法制度について、経済、経営の視点から、限られた学期内の授業で広く概論を学べるテキストの必要性を感じたことである。もちろん、社会保障制度や医療経済、医療関連法規に関する入門書や専門書の良書は多数あるが、膨大な医学、薬学等の知識を暗記習得しなければならない医師、看護師、薬剤師、技師など医療職を目指す学生にとっては、これら社会医学系の専門書の学習はどうしても脇に置いてしまいがちとなる。しかし、周知のとおり、2021 年度一般会計予算 107 兆円のうち、社会保障関係費は 36 兆円と 3 割強を占め、高齢化とともにその増加は著しく、社会保障制度の維持すら危ぶまれている。そんな社会環境のなかで、これから約 40 年間専門職として働く次世代の医療人にとって、このテキストに書かれていることは、最低限身につけておかなければならない必携の知識といえ、これだけは知っていて欲しいとの思いから生まれた。

本書のテーマである社会保障制度は、自助・互助・共助・公助の考えに成り立っているが、江戸時代の農政家として知られる二宮尊徳の名言である「道徳を忘れた経済は、罪悪である。経済を忘れた道徳は、寝言である」とする意識は、社会保障制度が当たり前のように存在する時代に生まれ育った学生にとっては自然と薄れる。したがって、医療系学生に、現在の社会保障制度が多くの関係者の努力と工夫によって、あたかも揺れるヤジロベエのように、かろうじて微妙なバランスを保っていることに、本書を読むことで気づき、いつまでも「寝言」を言わない社会人になってもらう機会になればと考える。一方、ここで厳に注意すべきは、財政が逼迫する今日、医療の教育者として、いたずらに学生の将来への危機感を煽り、患者への貢献という医療人としての本道から逸れて、真摯な使命を見失なわさせる拝金主義的な説明であってはならず、本書による学習の到達目標が医療と費用の最適なバランス感覚を養うことであることを今一度確認したい。

そんな書籍にするため、とても私一人では力不足なので、同郷で旧知の仲である医療政策・経済学分野で著名な真野俊樹先生に助けを求め、二人だけでは手が足りない部分では、薬剤経済の専門家である小林慎先生に、また病院事務職として現場経験豊かな坂田裕介先生に加わっていただき 4 名で執筆することとした。

第 1 章と第 2 章では、社会保障制度について、その目的と成立などの概論から、主に少子高齢化に伴う現状と課題について説明した。第 3 章から第 7 章までは、社会保障制度のなかでも特に医療と関係がある医療保険、診療報酬、介護保険、労災保険の社会保険制度について、その仕組みについて実務的に解説している。第 8 章と 9 章では、医療を産業分野の 1 つとして捉え、医薬品や医療機器について、公的保険での位置づけについて取り上げた。第 10 章と第 11 章では、医療を経済学的にどのように分析し、捉えるかについて、その基礎と政策への応用について学ぶ。第 12 章と 13 章では、医療経済のなかでも、特に最近、注目される薬剤費について、経済的評価分析の方法論を中心に解説する。最後の第 14 章では、将来に向けて避けては通れない医療のグローバル化について、最新事例を紹介しながら展望する。

そして、本書の執筆分担は下記である。

第 1 章　社会保障制度（米本倉基）
第 2 章　社会保障を取り巻く環境（米本倉基）
第 3 章　社会保障制度の関連法規と行政（米本倉基）
第 4 章　医療保険制度と供給体制（米本倉基、坂田裕介）
第 5 章　診療報酬制度（米本倉基、坂田裕介）
第 6 章　介護保険制度（米本倉基、坂田裕介）
第 7 章　労災保険制度（米本倉基、坂田裕介）
第 8 章　薬価制度（米本倉基）
第 9 章　医薬品・医療機器産業（米本倉基）
第 10 章　医療経済学の基礎（真野俊樹）
第 11 章　医療経済と政策（真野俊樹）
第 12 章　薬剤経済学の基礎（小林 慎）
第 13 章　薬剤経済学と医療政策（小林 慎）
第 14 章　医療のグローバル化（真野俊樹）

本書は、タイトルからもわかるように、おおむね 1 回の講義で 1 章のテーマごとに学べるようイメージしている。よって限られた授業時間内で理解が不十分な箇所は、何度も読み返して理解を深めていただき、本書で学ぶ多くの医療系学生が、未来を担える医療人となる一助となれば望外の喜びである。

最後に、お蔭様で本書は 2021 年に改訂の運びとなり、一部データと内容を更新しました。本書の出版・編集作業に携わっていただいたムイスリ出版の橋本有朋氏に厚くお礼を申し上げたい。

令和 3 年 10 月
編著者を代表して
米本倉基

目 次

第1章 社会保障制度

1．社会保障制度の目的

1）セーフティーネット

一般的に**社会保障**とは、社会的弱者を対象とした生活費の救済を目的としたものと理解される傾向にあるが、日々、平穏に過ごして弱者ではないと思っている人でも、たとえば、自然災害、事故、傷病、障害、失業、生計維持者の死亡、老齢など、実は常にさまざまな危険・リスクにさらされており、完全にこれらから逃れることはできない。そして、そのリスクは、社会が家族を構成する最小単位で形成されていることから、家族の誰かがそのような事故に遭遇すると、家計は崩壊し、家族の生活、場合によっては生命をも脅かされる事態に陥る場合がある。このような誰でも抱えるリスクに対して、我々はあらかじめさまざまな**セーフティーネット**で備えようとするが、その一方で、あらゆるリスクへの備えを持続的かつ網羅的にもてる人は少ないので連帯してリスク対応策を必要とする。すなわち、弱者を見捨てる強者は、いずれ自らも見捨てられる可能性があることを相互に理解し、社会全体としてリスクへ対応することが社会保障である。

2）憲法と生存権

このように個人や家庭単位では抱えきれないリスクを、社会的にある程度強制力をもった相互扶助で制度化したものが社会保障で、それは生存権の理解によってさらに深まる。**生存権**とは、国民各自が人間らしく生きていくために必要な諸条件の確保を要求する権利のことで、**日本国憲法第25条**は、第1項で「すべて国民は、健康で文化的な最低限度の生活を営む権利を有する」とこれを定義したうえで、第2項において「国は、すべての生活部面について、社会福祉、社会保障及び公衆衛生の向上及び増進に努めなければならない。」と、立法的措置として保障している。この憲法による生存権保障とは、国家が掲げる政策的な目標に過ぎないのか、あるいは、国に対して具体的な政策を講じることを請求できることなのかの解釈の違いによって、最低限の生活の水準、いわゆる**ナショナルミニマム**が異なる。しかし、政策的にはその権利性の具体化が必要となり、その水準は、主に生活保護法で位置づけられる。そして、生活保護法による最低限の生活の水準の算定方法は、絶対的な基準ではなく、社会の発展とともに変化していく社会的・歴史的な概念が影響し、実際には、一般世帯の消費水準との相対比較のなかで決定されている。

3）権利の制度化

我が国の社会保障制度は、大きく次の4つの領域から構成される。

① 疾病・負傷・出産・老齢・障害・失業・死亡などが原因で、仕事の機会を失ったり、労働能

力を喪失または減少させたりしたとき､加入者と国の拠出保険料を基金として一定の給付を行う制度、具体的には、医療保険、年金保険、雇用保険、介護保険、後期高齢者医療制度などからなる**社会保険**

② 社会保険の対象とならない生活困窮者などの最低限の生活を確保することを目指し､国家が生活を援助する制度、具体的には、生活保護法に基づき、所得保障として現金給付を行う生活扶助・住宅扶助・教育扶助・葬祭扶助・生業扶助・出産扶助と、現物給付としての医療扶助・介護扶助の**公的扶助**

③ 貧困者や障害者・児童・高齢者など、援護育成を必要とする社会的弱者が自立し、その能力を発揮できるように、国・地方公共団体などが行う制度、具体的には、老人福祉・障害者福祉・児童福祉・母子福祉の**社会福祉**

④ 疫病を防ぎ、広く国民の健康の保持・増進をはかるための感染対策、・食品衛生・水道・廃棄物処理などの**公衆衛生**

そして各領域は、対象、目的、負担と給付の関係、公的財源の関わり方が異なり、よって制度的権利の内容も同じとはならない。たとえば、税を財源とする公的扶助や社会福祉では、援助されているという遠慮から、受給者は給付に対して権利を主張することに困難を伴いがちとなる。一方で、保険料を支払い、加入者として給付がなされる社会保険では、加入者である意識から**受給権**が理解しやすいので、権利は主張されやすいことになる。

2. 社会保障成立の経緯

1）欧米

① エリザベス救貧法

15世紀中ごろの大航海時代のイギリスでは、毛織物の輸出が増えて、それまでの農業地帯が羊牧場へ変わっていくと、多くの農民たちは都市部へ流入し、職に就けない無産者（貧民）となった。1601年に、この困窮者の生活を救済するためにこれまでの救貧施策をまとめたものが**エリザベス救貧法**である。しかし、この法律は「自立して働いている人のうちのもっとも貧しい人の生活水準以下で救済する」という劣等処遇の原則のもとで、貧困は個人の責任とする立場に立つものであった。

② ビスマルクによる社会保障制度の誕生

産業資本主義が進み、ますます都市部の工場で働く人が増えたドイツでは、企業の倒産や解雇、失業、事故や病気などのリスクが社会の大きな問題となっていった。労働経済的にみれば、この時代の資本主義社会では、自己の労働力以外に機械や原材料などの生産手段をもたない労働者は、使用者に比べて力の弱い立場に置かれ、低賃金、長時間労働という劣悪な労働条件を強いられ、貧困生活を送る労働者は増えていくことになった。その結果、労働者の間で、この貧困は労働者個人の責任ではなく、資本主義社会の問題であるとして、労働者が相互扶助の組合をつくり、労働運動を起こすようになった。これに対して当時のドイツ帝国初代宰相**ビスマルク**は、労働運動を弾圧する一方で、その懐柔策として1883年に疾病保険法、1884年には災害保険法、1889 年に老齢保険法を創設し、これを「ビスマルクの社会政策三部作」とよぶ。特に、この社会保険による給付は、労働者が自分たちの賃金の一部を出し合って助け合うため、それまで受給に**スティグマ（汚名）**が伴っていた恩恵的・救済的福祉の給付とは異なり、市場経済的な権利関係の意識が芽生え、社会保障制度がそれまでのエリザベス救貧法などによる「救貧施策」から、事前の「**防貧施策**」への第一歩を踏み出した点で意義が大きい。

③ アメリカではじまった社会保障という言葉

アメリカでは建国以来、工業化と都市化が進んでも、社会的風潮として自由と自己責任の意識が根強くあり、政府による社会保障制度の整備の求めには積極的ではなかった。しかし、1929 年に起きた世界恐慌によって、工業都市部には失業者が溢れ、政府としてこれを救済する必要に迫られた。1933 年に就任した大統領ルーズヴェルトは、この大恐慌を克服するために経済保障委員会を組織し、対策を検討させ、その答申に基づいて**ニューディール政策**とよばれる政府による経済活動への介入が実行された。すなわち、労働意欲や購買意欲を高めるために、労働者には最低賃金を保証し、団結権や団体交渉権を与え、**失業保険**などを実現させた。このとき制定されたアメリカ連邦社会保障法において、世界ではじめて公式用語として社会保障という言葉が用いられた。

④ イギリスのベヴァリッジ報告

今日の近代的社会保障制度に大きな影響を与えたのが、第 2 次世界大戦中の 1942 年、イギリスにおいて社会保険のあり方を検討するために設けられた社会保障制度改革委員会の委員長**ベヴァリッジ**による「社会保険および関連制度」という報告書、すなわちベヴァリッジ報告である。このベヴァリッジ報告では、強制的に保険料の拠出を求める社会保険、拠出を求めない国民扶助、任意保険の 3 つの方法を組み合わせて社会保障の充実が行われるべきだとし、「ゆりかごから墓場まで」をスローガンに、税を財源としたほぼ無料の医療サービス、すなわち NHS（National Health Service：**国民保健サービス**）につながっている。

2）日本における社会保障

日本では第 2 次世界大戦後に連合国軍総司令部（GHQ）の**ワンデル報告書の勧告**により、本格的な社会保障の整備が始まる。ここで、社会保障という言葉が公式用語として最初に用いられたのが憲法第 25 条である。この憲法第 25 条を受けて 1949 年に設置された内閣総理大臣の諮問機関である社会保障制度審議会は「社会保障制度とは、疾病、負傷、分娩、廃疾、死亡、老齢、失業、多子その他困窮の原因に対し、保険的方法、又は直接公の負担において経済保障の途を講じ、生活困窮に陥った者に対しては、国家扶助によって最低限度の生活を保障するとともに、公衆衛生及び社会福祉の向上を図り、もってすべての国民が文化的社会の成員たるに値する生活を営むことができるようにすることをいうのである。」　「このような生活保障の責任は国家にある。国家はこれに対する綜合的企画をたて、これを政府及び公共団体を通じて民主的能率的に実施しなければならない。（中略）他方国民もまたこれに応じ、社会連帯の精神に立って、それぞれその能力に応じてこの制度の維持と運用に必要な社会的義務を果さなければならない」と規定している。

この答申に基づいて、その後、1961（昭和36）年に、すべての国民が公的医療保険や年金による保障を受けられるようにする国民皆保険・皆年金制度が整備され、これを中核として、雇用保険、社会福祉、生活保護、介護保険などの諸制度が組み合わさって、今日の社会保障制度が構築されてきた。

3. 社会保障制度の機能

社会保障の機能には、①社会的安全装置（社会的セーフティーネット）、②所得再配分、③リスク分散、④社会の安定および経済の安定・成長の4つがあり、これらは相互に重なり合って社会保障全体をシステムとして機能させている。

1）社会的安全装置

社会保障の社会的安全装置（社会的セーフティーネット）の機能には、たとえば、失業のリスクには、雇用保険により失業等給付が受給でき、生活の安定が図られるほか、業務上の傷病等を負った場合には、労災保険により、原則として自己負担なしで受診できる。また、病気やけがのリスクには、医療保険を整備することにより負担可能な程度の自己負担で必要な医療を受けることができる。現役引退後の高齢期には、年金制度によって老齢年金や介護保険により安定した生活を送ることができる。また、生活困窮に対しては、生活保護制度によって、最低限の生活が保障される。職業と家庭の両立や、子育てや家族の介護が必要な人々が就業を継続することに寄与することで、その生活を保障し安心をもたらしている。 このような**社会的安全装置**としての機能により、社会生活を営んでいくうえでのさまざまなリスクに備えられ、日常生活を安心して送ることができ、社会全体に活力をもたらす経済効果がある。

2）所得再配分機能

生活を支える所得は市場経済の成り行きだけに任せていると、市場経済のルールにのりにくい障害者や高齢者、ひとり親世帯の母親等の所得が低くなりがちになる。これに対し所得再分配機能は、所得を個人や世帯の間で移転させることにより、社会全体で低所得者の生活を支えるものである。この社会保障制度による所得再分配は、年金等の現金給付制度による再分配だけではなく、医療サービスや保育・介護サービス等の現物給付制度においても、そのかかった費用の全額をサービス受給者から徴収せずに、租税等財源に組み込んで行われる。所得再分配のタイプには、垂直的再分配、水平的再分配、世代間再分配等の3つがある。**垂直的再分配**とは、高所得者から低所得者への再分配をいい、累進的な所得税や資産課税で徴収した租税を財源として、基礎年金や生活保護給付へその財源を再配分することである。**水平的再分配**とは、同一所得階層内での再分配であり、同一所得階層内でも、働いている人から、疾病・失業等のために一時的に働けなくなった人へ医療サービスや疾病給付、子供の多い家庭へ児童手当等を通じた所得再配分のことである。また、**世代間再分配**とは、たとえば賦課方式をとる年金制度において、各年の老齢年金給付の費用をその年の稼働世代が負担するなど、若者世代から高齢者世代への所得の移動のことである。

3）リスク分散

人は日常生活を営むうえで、失業や疾病などの避けられないハプニングによって生活基盤が崩れることから確実に逃れることはできないため、それらの不確実なリスクに対して普段から予防に努め、また、万が一そうしたリスクが発生した場合でも、その被害を最小限に食い止められるよう各自で備えたいと思っている。こうした不確実なリスクを共同で対処する仕組みをつくり、一定の確率でリスクが発生した場合には、その個人に必要な給付をリスクの発生していない多数で分担し、不幸にして発生したリスクがもたらす影響をできるだけ小さくしていく保険の技術を用いた分散機能が社会保険にある。この保険という仕組みを用いることで、多数の人が少しずつ保険料を拠出し、集めた資金を事故に遭遇した人に支払うことで、個人では負担しきれない支出を保険金で支給することができる。

4）経済安定

社会保障には景気変動を緩和し、経済成長を支えていく経済安定機能がある。たとえば、個人に十分な所得があるときは、税や保険料等を拠出させて消費を抑え、将来の疾病や失業などにより所得が減ったり、失われたりするときに給付を行って消費を助けたりする機能である。これは経済全体においても、景気が良くて所得が増えるときには消費を減らし、景気が悪くて所得が減ったときには消費を増やすという**ビルトイン・スタビライザー機能**が期待できる。また、公的年金制度のように、経済不況期においても継続的に一定の額の現金が支給される制度は、高齢者等の生活を安定させるだけでなく、消費活動の下支えを通じて安定した経済社会の維持に役立つ。さらに、経済社会の安定は、個人や家庭において困ったときには国から支援を受けられるという消費マインドを形成し、不況下においても消費行動を萎縮させないという経済安定の機能がある。

4. 財源・財政

社会保障の財源調達の仕組みには、大きく社会保険方式と公費負担方式があり、それぞれ以下のような特徴がある。

1）社会保険方式

社会保険方式とは、加入者からの保険料を主たる財源として給付を行う方法である。保険料は通常、被用者保険では被用者と事業主が分担するが、労働者災害補償保険では事業主が単独で負担する。保険料負担の算定方式としては、所得に対して一定比率の保険料の拠出を課す報酬比例制が一般的である。ただし、主要財源である保険料で賄いきれない場合には、補足的財源として税を財源とした国庫から投入されている。

社会保険方式のメリットとしては、

① 保険料は加入の目的と財源が独自なので、**租税**を財源とする場合に比べて、他の政策と配分が競合する心配がなく、財源の安定を確保しやすい。

② 原理的には給付と負担の関係がわかりやすく、また、そのために負担に応じて給付されると

いう給付の権利性が確保されやすい。

③ 保険料の負担が重くなっても、その分給付が充実するため被保険者の比較的高い拠出意欲が期待できる。

④ 保険料の負担方式として報酬比例制が採用される場合には、所得水準の上昇に応じて保険料収入が増加するので、安定的に給付の改善が期待できる。

一方で、デメリットとしては、

① 未納・滞納者について受給権を取得できないことや、保険料が払えなかった場合には十分な保障が行えない事態が生ずる。

② 保険料の徴収漏れなど、徴収事務に関わる問題が避けられない。

③ 保険料の徴収率が低下すると制度の財政基盤を危うくすることが考えられる。

2）公費負担方式

公費負担方式とは、給付にあたって拠出を要件とせず、租税を財源として給付を行うことである。普通税によるものと目的税によるものがあるが、我が国では普通税を財源とし、目的税を用いる社会保障制度はない。公費負担方式を採用している社会保障制度のなかには、必要な経費を全額公費で賄う生活保護制度もあるが、社会福祉サービスのように公費に加えて、一定額、または割合に応じた利用者負担を導入している制度もある。

公費負担方式のメリットとしては、

① 保険制度への加入、未加入、保険料の未納等にかかわらず、誰でも無差別平等に給付することができる。

② 生活困窮者だけに財源を集中し、その困窮の程度に応じて給付を行うように最小限の費用で効率的に最低生活の保障を達成することができる。

があり、一方で、デメリットとして、

① 負担と給付の関係が曖昧となり、**モラルハザード**を招くおそれがある。

② 普通税を財源とする場合は、財政状況によっては他の政策と競合し、給付の安定性が脅かされることが考えられる。

がある。

3）社会保険方式と公費負担方式の選択

このように財源を社会保険方式と公費負担方式とするかの選択は、社会、経済の状況に照らして両方のメリットとデメリットを考慮したうえで行う必要がある。一般的には、生活困窮者を事後的に救済する生活保護のような公的扶助の制度においては、保険料の拠出を受給の要件とする社会保険方式はなじまない。それに対して、所得比例型の公的年金のように給付がある程度まで所得に比例する場合は、社会保険方式を選択する場合が多い。また、医療保障のように所得との相関が比較的小さいが制度においては、**社会保険方式**と**公費負担方式**の選択は国によって別れる場合が多い。また、財源の調達と給付の関係から、以下の**賦課方式**と**積立方式**の2つがある。

4）賦課方式と積立方式

賦課方式とは一般的には、ある一定期間の社会保障給付に必要な財源を負担すべきものに割り当てる方式である。たとえば、費用を税の負担に振り当て、毎年、予算を組んで支出を行う生活保護や、一定期間の社会保障給付に必要な財源を負担すべき者に賦課する医療保険がこれにあたる。同じ賦課方式であっても、財源を税に求める場合は、年度を越えて支出をすることはできない単年度決算となるが、社会保険方式であれば年度を越えて支出の均衡を図ることができる。このように賦課方式では、期間内で収支の均衡を図る必要があるため、給付に大きな変動があれば、付加される保険料も大きく変動させる必要がある。これを避けるために、収支均衡計算期間を長くし、財源と給付の変動を平均化することができる。

積立方式とは、一般的には中・長期的にわたる期間の給付に備えて、その費用をあらかじめ累積し、必要な時期に引き出して期間全体で収支の均衡を図るものである。しかし、この積立方式では、財政計算期間が長期にわたるために、単年度決算の税方式の社会保障制度では収支のバランスが取れず、ほとんど採用されないので、主に公的年金において採用される方式である。

5. 社会保障と経済学

1）経済学の３つの学派

経済学者ロビンズ（Lionel Charles Robbins, 1898-1984）は、『経済学の本質と意義』（1932）で「経済学とは、代替的用途をもつ稀少な諸手段と諸目的との間の関係として人間行動を研究する学問である」と定義している。経済学は1776年、**アダム・スミス**の著した『国富論』が創始とされる。富国論によれば、価格のメカニズムの働きによって、需要と供給が自然に調節される自己調整機能があるとされ、これを「**神の見えざる手**」とよんだ。社会保障の立場からみると、市場において各々が自己の利益だけを追求することは、一見すると、社会に対して何の利益ももたらさないと思われているが、実は個々人で利益を上げることで結果的に社会全体に利益をもたらすと考え、これを古典派経済学とよび、その後、**新古典派経済学**へと発展する。

これに対して、産業革命が進み、資本家と労働者との対立や貧困が社会問題化すると、労働価値説を基礎として利潤の源が生産過程で生みだされる剰余価値にあるとの主張が生まれた。そして、労資関係の再生産過程と剰余価値が利潤、地代、利子となって現れる総過程を明らかにした**マルクス経済学**が登場することとなる。また、この2派の系統は、その後、思想的立場・分析手法・理論形態の違いにより、対立的な関係のまま発展を続けることとなる。

1936年、**ケインズ**は「雇用・利子および貨幣の一般理論」によって、それまでの新古典派経済学の自由放任主義を批判し、非自発的失業が存在する不完全雇用の状況下では、国民所得や雇用水準は投資と消費の合計である有効需要の大きさによって決定すること（有効需要論）、投資の増加がその増分以上に所得を増加させること（乗数効果）、利子は流動性を手放すことへの対価であり、利子率は資産を流動性の高い現金として保有したいという需要と貨幣の供給量が均衡するように調整されること（流動性選好説）を論証し、国民所得を増やして失業を解消するためには、政府が投資や消費需要を増加させる政策をとる必要があるとした。

2) 厚生経済学

厚生経済学は、国民所得の増加、平等、安定が厚生を増大させるとした**ピグーの理論**が始まりとされ、国民経済の研究において社会の経済的厚生（福祉）を中心問題とする経済学である。それまでの競争市場を前提とする経済学では、富を得る勝者と富を得ない敗者が存在し、いずれの効用も下げずに、いずれかの効用を高めることは出来ない状態、すなわち**パレート最適**があるとしている。そして厚生経済学では、このパレート最適の状況、すなわち、社会のすべての人々の効用の総和を最大にする状態はどのようなことかを考える。よって、主な内容としては①福祉と国民所得との関係、②資源配分の効率化のための政策、③分配の平等化が国民所得の大きさに及ぼす影響についてとなる。しかし、市場競争に任せておけばパレートが常に公平な競争条件の下であるとは限らない。たとえば①市場が完全競争状態にない場合、②非排除性および非競合性により市場で供給されないか、十分な量が供給されない純粋公共財の場合、③ある個人の経済活動が他の人々に損害または利益を及ぼす外部性がある場合、④ある財の供給費用が消費者の支払意志額を下回る場合でも、供給者が存在しない不完全市場である場合、⑤市場のプレーヤーが完全な情報をもっていない情報の不完全性がある場合、⑥失業とインフレーションの発生の場合に、公平な競争が阻害され、**市場の失敗**を起こす。したがって、厚生経済学では、たとえ市場がパレート効率的であったとしても、公平性を期すために、政府は所得再分配に介入する必要があり、これを達成するために社会保障制度が用いられるとしている。

6. 社会保障体系

社会保障制度の体系には、仕組みに着目する方法と分野に着目する方法がある。仕組みは、保険の技術を用いて保険料を財源として給付を行う社会保険と、保険の技術を用いず、税を財源として給付を行う社会扶助の2つがある。さらに、このうちの社会扶助は公的扶助と社会手当・社会福祉サービスに分けられる。一方の分野には、所得保障、医療保障、社会福祉サービスの3つの分野に分けられる。国による社会保障制度の選択は、制度が求める目的に対してその国の社会状況や歴史的経緯などを踏まえてなされる。

この仕組みによる分類のうち、社会保険は我が国の社会保障制度の中核を成す制度で、雇用保険、年金保険、医療保険、介護保険、労災保険の事故別に5つがある。そのうち、年金保険と医療保険は、すべての国民がいずれかの制度に加入する皆保険制度となっている。

社会扶助は、税を財源として保険の技術を用いずに税を財源として給付を行う仕組みであり、国や地方公共団体の施策として、国民や住民に対して現金または現物の給付を行うものであるが、さらに**ミーンズテスト**を伴う場合と、それを伴わない社会手当・社会サービスがある。ミーンズテストとは、給付を申請した際に、申請者が要件を満たすかどうか判断するために行政側が行う資力調査のことで、収入、資産、またはその両方を対象に行われ、一般的には収入・資産が一定水準を上回ると受給を受けることができない。また、申請者個人でなく、申請者が属する世帯について要件を満たすかどうか調査することもあり、ナショナルミニマムを事後的に達成するために、主に生活保護給付に用いられる。

一方、社会手当・社会サービスは、社会保険の普遍的な給付の支給方式と公的扶助の公費による財源調達方法等を組み合わせた制度である。事前に給付すべき一般的なリスクを決めておいて、そうしたリスクが発生した人に自動的に定められた給付をミーンズテストなしに支給する。また、給付の形態には、児童手当、児童扶養手当等の社会手当である現金給付と、保健、医療、福祉分野の社会サービスである現物給付がある。

第 2 章　社会保障を取り巻く環境

1．少子・高齢化問題

1）将来推計人口

2020 年の日本人の総人口は 1 億 2,622 万 7,000 人で、2011 年以降 9 年連続で減少している。2015 年からは 86 万 8,000 人減り、減少幅は 0.22％と 1968 年の調査開始以降で最大で、出生数は過去最少の 84 万 832 人で前年から 2.8％減った。このように、我が国は、長期の人口減少過程に入っており、2026 年に人口 1 億 2,000 万人を下回った後も減少を続け、2048 年には 1 億人を割って 9,913 万人、2060 年には 8,674 万人まで減少すると推計されている。その一方で 65 歳以上の高齢者人口は、今後、**団塊の世代が 75 歳以上となる 2025 年には** 3,677 万人に達すると見込まれ（**2025 年問題**）、その後も増加を続け、2042 年に 3,935 万人をピークに、その後は減少に転じると推計されている。これに伴い、高齢化率は上昇を続け、2035 年に 33.4％で高齢者は国民の 3 人に 1 人となり、2042 年以降は高齢者人口が減少に転じても、少子化の影響で高齢化率は上昇を続け、2060 年には 39.9％に達して、国民の約 2.5 人に 1 人が 65 歳以上の高齢者になると推計されている。よって、総人口に占める 75 歳以上人口の割合も上昇を続け、2060 年には 26.9％となり、約 4 人に 1 人が 75 歳以上の高齢者になると推計されている。

2）少子化の現状

内閣府によると、我が国の年間の出生数は、第 1 次ベビーブーム期（1947-1949）には約 270 万人、第 2 次ベビーブーム期（1971-1974）には約 200 万人であったが、1975 年に 200 万人を下回った。その後も、1984 年に 150 万人を割り込み、1991 年以降は増加と減少を繰り返しながら、緩やかな減少傾向となっている。合計特殊出生率をみると、第 1 次ベビーブーム期には 4.3 を超えていたが、1950 年以降急激に低下した。その後、第 2 次ベビーブーム期を含め、ほぼ 2.1 台で推移していたが、1975 年に 2.0 を下回ってから再び低下傾向となった。1989 年にはそれまで最低であった丙午の 1966 年の数値を下回る 1.57 を記録し、2020 年の合計特殊出生率（1 人の女性が一生に産む子どもの数に相当）は 1.34 で、前年より 0.02 ポイント下回り、5 年連続で低下している。

2．経済と財政状況

1）日本の GDP

GDP（国内総生産）は、ひとつの国で 1 年間にどれだけのモノ・サービスが生産されたか、すなわち経済規模を表す指標で、内閣府は 2020 年度の日本の名目 GDP を 539.7 兆円としている。また、GDP を人口で割った生活水準の高さを表す 1 人あたり GDP は 1 ドル 105 円換算で名目 421.5 万円で前年度より 6.9 万円減少となった。この GDP の過去の推移は、1954 年から 1973 年にかけて平均約 10%の高い経済成長率を遂げたが、石油ショックが起きた 1973 年を境として 1985 年にかけて平均成長率 4%の安定成長期に入った。そして、1985 年のプラザ合意によって円高が急激に進むと、自動車などの日本の産業は輸出が縮小し、大きな打撃を受けて円高不況を引き起こした。これに対して日本銀行は景気刺激策として公定歩合を史上最低の 2.5%に引き下げた結果、市中の余剰な資金が土地と株式に流れ込み、いわゆるバブル景気を引き起こした。この行き過ぎた景気を抑えるために、1989 年に日本銀行は公定歩合を引き上げ、金融引き締めによってバブルが崩壊し、1991 年にバブル景気は終焉した。**バブル崩壊以降** GDP の成長は停滞し、消費が冷え込み、需要の低下から物価の下落を引き起こし、物価の下落がさらに企業の業績を圧迫する悪循環の**デフレ・スパイラル**に陥り、GDP 平均成長率は約 0.8%と低成長となった。その間に、中国の GDP は急成長し、1 位のアメリカに続く 2 位に浮上、我が国は 3 位に後退した。そして、この上位 2 カ国と日本の GDP の差は徐々に広がり、アメリカは我が国の 4.1 倍、中国とは 2.7 倍の差となった。一方で、1 人当たりの名目 GDP は、2020 年の我が国は IMF によると世界第 23 位で、豊かさや生産性といった点では決して上位とはいえない状況である。

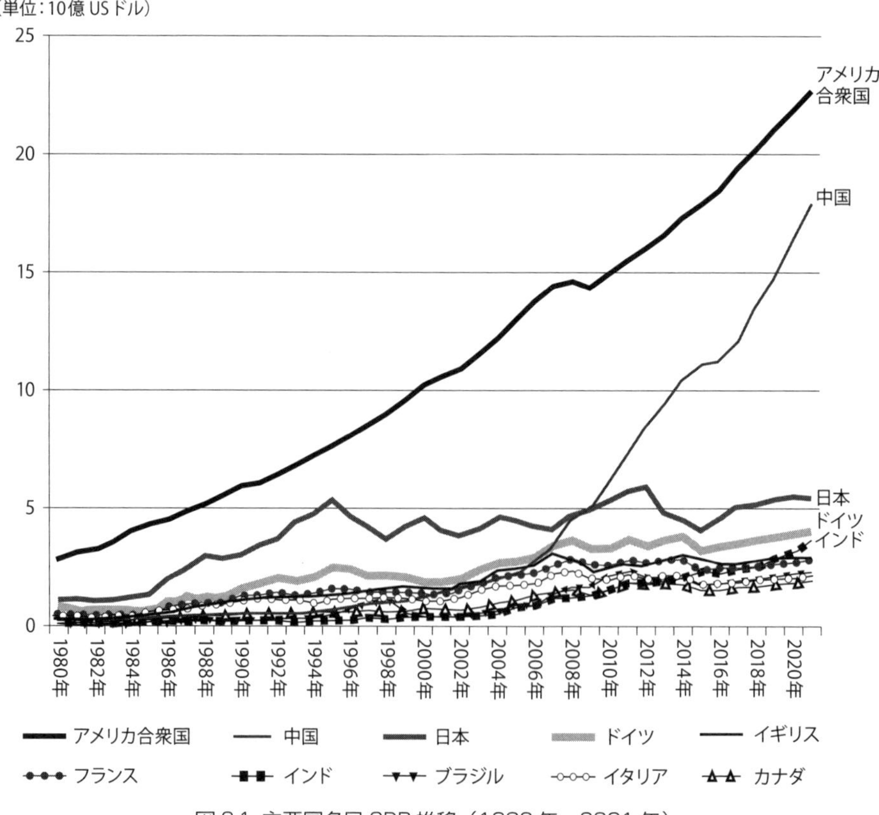

図 2.1 主要国名目 GDP 推移（1980 年～2021 年）

(2017 年時点の上位 10 位、US ドルベース、単位：10 億 US ドル、IMF 予想含む)
出所：内閣府ホームページ国民経済計算より作成

2）日本の財政状況

我が国の財政収支は、急速な高齢化を背景とする社会保障費の増加、景気低迷による税収の落ち込み、度重なる経済対策に伴う歳出拡大と減税などから財政赤字が長期化し、債務残高対 GDP 比が上昇したことによって**財政健全化**が重要な政策課題となっている。

特に、社会保障費対 GDP 比は、高齢化率の上昇とともに高まってきており、今後も高い水準での推移が続く見通しである。社会保険制度の維持には、十分な保険料収入の確保が重要となるが、保険者による財政力の格差の拡大や企業負担への懸念などで十分に賄うことができず、公費の投入が財政に大きな負荷をもたらし、特例公債を通じた将来世代への負担の先送りの一因となっている。こうしたこともあり、税を考慮した社会保障負担と税負担の合計である国民負担率を見ると、多少は上下に変動しつつも、おおむね横ばいで推移しているのに対して、財政赤字を考慮した潜在的国民負担率は上昇傾向にある。2018 年度の社会保障給付費 121 兆 5,408 億円の内訳を見ると、年金が給付費 45.5%、医療が 32.7%、福祉その他が 21.8%となっており、年金が約半分を占めており、急速に増加している医療、福祉その他の部門の給付について重点化・効率化を行う必要がある。一方の財源は、2010 年度は主に保険料の 54.7%と公費負担の 38.0%によって賄われ、国庫負担が上昇している。よって我が国の社会保障費の財源は、社会保険方式を採りながらも保険料から税への負担が増加しており、しかも特例公債を通じた将来世代への負担の先送りが続けられている。このように、社会保障制度の運営という観点からも、安定的な財源の確保が待ったなしの状況にある。

3. 年金問題

1）年金制度とは

日本の年金制度は 3 階建ての構造をもっている。1 階部分は国民全員が加入する**国民年金**、2 階部分は職業に応じた上乗せ給付を行う**厚生年金**で、この 1 階と 2 階部分を「公的年金」といい、国が社会保障の一環として運営している。そして 3 階部分には、企業や団体が運営する企業年金などがある。国民年金は、20 歳以上 60 歳未満の国民全員が加入する制度で、すべての年金の土台になることから基礎年金ともよばれ、自営業者などを第 1 号被保険者、会社員・公務員などの厚生年金加入者を第 2 号被保険者、**第 2 号被保険者**の被扶養配偶者を**第 3 号被保険者**とよぶ。厚生年金とは、民間企業の従業員・公務員等を対象に、国民年金に上乗せ給付を行う制度で、給付額は在職中の給与水準と加入期間などによって決まる。このように 1、2 階部分の公的年金は、老後に安心して過ごせる生活資金を、現役世代の保険料負担で、高齢者の年金給付を支える社会保険方式となっている。

さらに 3 階部分の企業年金等は、従業員の福利厚生の一環として会社が任意に厚生年金に上乗せ給付を行う制度で、給付額があらかじめ決まっている厚生年金基金と確定給付企業年金、給付額があらかじめ決まっていない**確定拠出年金**がある。厚生年金基金は、母体会社とは別の法人として基金を設立し、基金が年金資産の管理・運用、給付を行い、厚生年金の給付の一部代行を行う代行部分と、会社が独自で上乗せ給付を行う加算部分からなる。確定給付企業年金は、さらに規約型企業年金と基金型企業年金（企業年金基金）に分かれ、規約型企業年金は、労使合意を得た年金規約に基づいて、会社と信託会社や生命保険会社などの外部機関が契約を結び、母体会社の外で年金資産の管理・運用、給付を行う。また、基金型企業年金（企業年金基金）は、母体会社とは別の法人として基金を設立し、基金が年金資産の管理・運用、給付を行い、厚生年金の代行は行わない。確定拠出年金は、会社または個人が拠出した掛金を、従業員（加入者）が自分で運用し、その結果による給付を受け取る制度で、掛金を会社が拠出するのが企業型、個人が拠出するのが個人型である。

2）今後の年金制度の見通し

2016年に「公的年金制度の持続可能性の向上を図るための国民年金法等の一部を改正する法律」いわゆる年金改革法が成立した。特に、この改革で**マクロ経済スライド**が強化された。この制度は、高齢化と少子化が急速に進み、受給世代に対する現役世代の割合が低下した状況下でも、将来にわたって持続的に給付することを目的に、現役世代が負担する保険料水準は固定した上で、現役世代の減少や寿命の伸びに応じ、物価や平均賃金の伸びを一部差し引いて年金給付の水準を調整するものである。

今後、懸念されることとして、賃金の上昇率と出生率とが見込み通りない場合に保険料収入が確保できないこと、積立金の運用が見込み通りの収益を確保できないことがあげられる。一方で、安易に保険料の値上げをすると、個人消費が減って景気に影響する。また、企業の保険料負担を増やすと産業の国際競争力が低下しかねない。万が一このようなことがあると、将来的には年金支給額を下げる、あるいは支給開始年齢の引き下げを検討しなければならない。

4. 国民医療費

1）国民医療費の推移

国民医療費とは、医療保険における医科および歯科の診療費、薬局調剤医療費、入院時食事・生活療養費、訪問看護医療費・療養費のほか、医療保険が適用される移送費、柔道整復師・はり師等による治療費、補装具の費用など国民が1年間に医療機関で保険診療の対象となりうる傷病の治療に要した費用である。この費用には、窓口で支払う患者一部負担と、償還払いのいったん全額自費で支払った費用、生活保護法等による公費負担医療、労災保険法による医療費、介護保険法における訪問看護費や居宅・施設サービスは含まれるが、正常な妊娠・分娩、健康診断、予防接種、身体障害のために必要な義眼・義肢等に要する費用、市販薬、評価療養、患者申出療養、選定療養などの保険外併用療養費は含まれない。この国民医療費の推移をみると、1960年度には4,095億円で対国民所得比は3.03%であったが、2000年度には30兆円を超し、対国民所得比は8.03%となった。そして、医療の高度化、人口の高齢化、制度改正および診療報酬改正の影響を受け2018年度には過去最高の43兆3,949億円となり、前年度から3,239億円増の0.8%の伸びであった。よって、国民所得（NI）比率も10.73%、人口1人当たり34.3万円、前年比1.0%の増加を続けている。

2018 年度の制度区分別国民医療費では、被用者保険 23.8%、国民健康保険の医療保険給付分 21.0%、後期高齢者医療による給付分 34.7%、窓口負担分や自費診療分等の患者負担分 12.5%、生活保護等の公費負担医療給付分 7.3%となっている。サービス別の費用では、入院 38.1%、外来 34.0%、歯科 6.8%、薬局調剤 17.4%となっている。また、財源別では、公費のうち、国庫負担が 25.3%、地方負担が 12.9%、事業主負担 21.2%、被保険者負担が 28.2%、患者負担が 11.8%となっている。年齢階級別に 1 人当たり国民医療費をみると、65 歳未満では 18 万 8,300 円、前年比プラス 1,300 円で 0.7%増であるのに対して、65 歳以上では 73 万 8,700 円、前年比プラス 400 円の 0.1%増で、高齢者では若人に比べて医療費が 3.25 倍と高いが、伸び率は高齢者のほうが小さくなっていた。

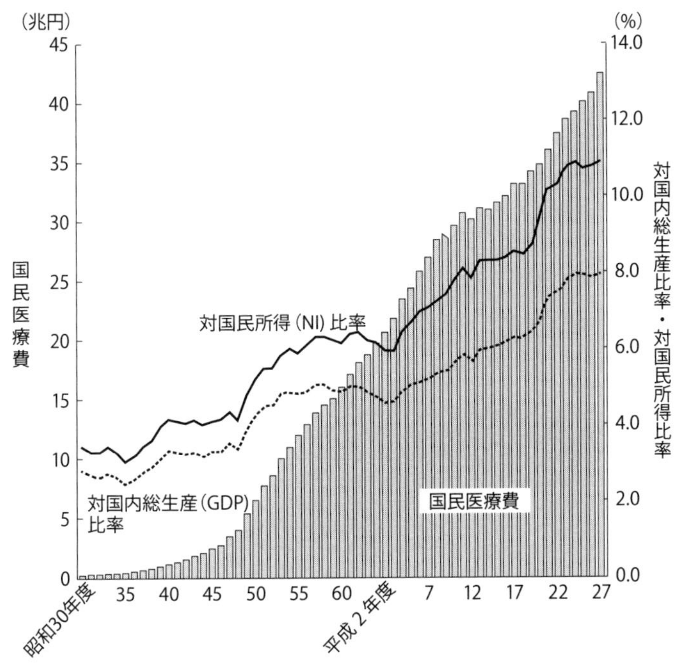

図 2.2　国民医療費・対国内総生産・対国民所得比率の年次推移

出所：厚生労働省国民医療費の概況

2）国民医療費の今後

我が国の国民医療費は、今後の高齢化の進展により 2025 年には 56 兆円となり、老人医療費も 2015 年の 16 兆円から、25 兆円に達する見通しとなっている。なかでもこの医療費の伸びの相当部分が薬剤料の伸びであるとし、今後、薬価基準制度の抜本的な見直しを検討すべきとの声が高まっている。特に、2016 年に起こった抗癌剤「オプジーボ」の効能追加を契機に、**高額薬剤**による医療費の急増を懸念する議論が高まった。一方で、こうした新薬の開発は経済成長につながる効果があり、医療費の面だけをもって抑制することはできない。このように、今後は我が国においても、新薬の費用対効果の検討が本格化することが予測される。

5. 介護保険費

2019年に要介護・支援認定を受けている人は658万人で、サービスの受給者累計は居宅（介護予防）サービスで364万800人、地域密着型（介護予防）サービスで120万2,400人、施設サービスで129万9,800人となり、介護費用は9兆2,445億円で前年度に比べて4.4%の増加、うち利用者自己負担を除いた給付費は9兆579億円であった。この介護費用の伸びは、介護保険制度がスタートした2000年度の介護費が3兆6,273億円なので、2019年までに実に2.90倍の増加となっている。内訳でみると、居宅介護サービスが4兆7,010億円、地域密着型（介護予防）サービスが1兆7,986億円、施設介護サービスが3兆4,797億円であった。

この介護費用の増加に伴い、財源である保険料も高くなっている。厚生労働省によると2021年度から2023年度の65歳以上の第1号被保険者の全国平均保険料は6,014円、年額72,168円になり、2018年度から2020年度の5,869円から145円増加し、団塊世代が**後期高齢者**となる2025年には月額8,165円、年額97,980円と、2018年度から2020年度より月額215円、年額25,812円の負担増になると推計している。一方の厚生年金の受け取り額は年々減額しているので、年金から天引きされる介護保険料の負担割合は高くなる傾向となっている。

6. 医療介護職の雇用

1）医師不足問題

2004年に導入された医師の臨床研修制度で、研修医が都会の病院に集中して地元大学病院に残る医師が減り、大学病院から地域医療機関に医師を派遣しにくくなったことを契機に、特に麻酔科や小児科、産婦人科などの医師不足が社会問題になるまでに顕著化した。これに対して、国は、①病院勤務医の負担軽減に資するよう、医師等のさまざまな事務を補助する医療補助者を配置するなど、**病院勤務医の過重労働**を解消するための勤務環境の整備、②院内保育所の更なる拡充をしたり、女性医師の復職のための研修を実施する病院を支援する補助事業を新たに創設するなど、女性医師等の働きやすい職場環境の整備を行っている。また、③研修医の都市への集中の是正のための臨床研修病院の定員の見直し、④都道府県知事が指定する医師が不足する医療機関で勤務する医師の確保に資するよう、医学部定員を暫定的に増加させるなどの政策を行っている。

2）看護師の離職

厚生労働省は2025年の看護師の需要を188万人から202万人としており、一方の供給は175万人から182万人と推計し、約6万人から27万人不足するとしている。また、看護師の資格をもちながらも働いていない、いわゆる潜在看護師は約70万人前後いるといわれ、その再就職支援が急がれる。日本看護協会の調査によると、看護師の離職理由は個人的な状況に関する理由として、妊娠・出産が30.0%、結婚が28.4%、子育てが21.7%と女性が全体の95%を占める職種の特徴的離職理由が上位を占めている。また、これらのライフイベント後に働き続けることができない職場環境の理由としては、「夜勤の負担が大きい」「超過勤務が長い」「休暇が取れない」などが挙げられた。入院設備のある病院看護師の多くに夜勤があり、その一方で、家庭内の仕事は女性の仕事という観念が根強くあって、育児や介護の関係で夜間に家を空けることができない状況が考えられる。また、技術の進歩の早い近年の医療現場では、いったん職場を離れてブランクが生じてしまうと、復職しようと思っても新しい知識や技術に対する不安が壁になり、復帰に躊躇してしまうケースも少なくない。さらに、日本看護協会の2019年度の調査によると、病院勤務での平均超過勤務時間は月5.2時間で、月40時間を超える割合が4.4%と少しずつ改善されつつも、このような過酷な労働時間のなかで、取り返しのつかない医療ミスを起こしてしまうのではないかという不安から離職することもある。これらの問題に対処するため、国は短時間正規雇用やワークシェアリングなどの多様な勤務形態を導入するための支援事業、潜在看護師を対象とした復職支援セミナー、新人看護師が入職後に技術力不足で自信を失って早期離職するのを防ぐための臨床研修制度などを行っている。

3）介護士不足問題

厚生労働省所管の公益財団法人介護労働安定センターによると、2018年10月から2019年9月までの1年間に全国の介護職員の15.3%が退職し、前年の**離職率**と変化はなかった。この離職率は2017年の全産業の離職率平均の14.6%を上回っており、介護業界において人手不足が常態化している。またその理由として、採用の困難をあげる施設が全体の90.0%と最も高く、高齢化に伴う利用者増に、職員の確保が追いついていない現状が明らかとなった。一方で、介護職員の2020年2月の平均基本給額は18万2,260円で、前年の17万9,100円から3,160円上昇し、改善傾向がみられるものの、必ずしも高い水準にあるとは言えない。

これに対して国は、介護職員の需要と供給のギャップを埋めるため、参入促進、労働環境・処遇の改善、資質の向上の3つを柱とした総合的な人材確保方策を進めている。参入促進とは、人材のすそ野を拡げるため、多様な人材の参入促進をはかるというもので、地域志向型の若者の掘り起しを強化し、また中高年齢者の地域ボランティア参画などを推進することである。労働環境・処遇の改善は、介護職員のキャリアパスを構築するための道筋を明確に示し、長く働き続けるための定着促進をはかろうとするものである。たとえば、資格を取得するための支援、離職した介護福祉士の届出制度の創設と再就業支援対策の強化などが掲げられている。そして資質の向上は、継続的な質の向上を促しながら、人材の機能分化を進めようとするもので、介護福祉士の資格取得方法の見直しによる資質の向上、マネジメントや医療的なケア・認知症ケアなどの研修の受講支援などが掲げられている。すなわち、専門的な知識を有する人材に資格を与え、それに応じて収入も上げていこうというものである。

第 3 章　社会保障制度の関連法規と行政

1．法規の種類

国民が社会生活を営むうえでの秩序を維持するために、国家が強制力をもって我々の生活を規律するために定めた規範を**法**という。法には、法文の形をとった成文法と、慣習法等の不文法があり、法の大部分は成文法である。さらに、この成文法には、以下の法律、命令、規則などがある。

① **憲法**とは、国の最高法規として、国の組織および活動に関する根本的な事項を定めており、立法、行政、司法すべてこの憲法の規定に反する事はできない。

② **条約**とは、国家間または国家と国際機関との間の文章による合意で、拘束力のある国家間の約束事である。締結には国会の承認が必要とされる。

③ **法律**とは、憲法の定めによる所定の手続きに従い、国会の議決を経て制定される。

④ **政令**とは、憲法および法律を実施するため、または法律の委任に基づいて、内閣が制定する命令である。この効力は法律に劣り、省令より優先される。政令では、特に法律の委任がある場合を除いては罰則を設けることができない。

⑤ **省令**とは、政令を実施するため、または法律もしくは政令の特別の委任に基づいて、各省大臣が制定する命令である。

⑥ **条例**とは、地方公共団体が国の法令に違反しない範囲で、その地方の行政事務を処理するため、または法律の委任に基づいて、地方議会の議決を経て制定する。

⑦ **規則**とは、地方公共団体の長が国の命令に違反しない範囲で、その権限に属する事項について地方議会の議決を要しないで制定する命令である。

⑧ **告示**とは、国または地方公共団体が法令に基づく具体的な一定の行政行為について、広く一般に知らせる行為である。

⑨ **通知**とは、各省等が所管の諸機関や職員の執務上依拠し遵守しなければならない法令の解釈や運用方針である。

2．社会保障関連法規

社会保障に関する法規は、総称して社会保障法とよぶが、主なものとして、①社会保険、②社会福祉、③公的扶助、④公衆衛生、⑤社会手当の５つに関する法規がある。

1）社会保険

社会保険は、保険的手法を用いて、疾病、傷病、死亡、老齢、失業など、さまざまな保険事故に際する出費を補い、または収入の損失を補填する公的制度である。**国民皆年金**、**国民皆保険**などがそれにあたり、我が国の社会保険制度の中核を成すもので、雇用保険、労災保険、医療保険、年金保険、介護保険の5種類の**保険制度**がある。

2）社会福祉

社会福祉は、金銭給付では対処が困難か、あるいは不可能な生活上のニーズについて、人的・物的サービスを提供する制度である。これには、児童の健全育成と生活の保障等を目的とする児童福祉、高齢者の健康維持、社会的活動への参加など福祉を増進する高齢者福祉、障害をもった人を支援するための障害者（児）福祉、母子家庭の安定を向上のために必要な措置を講ずる家族福祉、保健・医療・福祉の連携に関する医療福祉に関する制度がある。

3）公的扶助

公的扶助は、困窮のために自らの力で最低生活を維持できない人に対して、その不足に応じて事前の拠出を条件とせずに公費による給付を行う制度である。法令としては、生活保護法がこれにあたり、社会保険が保険事故に対してあらかじめ備える**防貧機能**をもっているのに対して、公的扶助は社会保険を補完し、困窮に陥った人を救済する**救貧機能**がある。

4）公衆衛生

公衆衛生は、疾病予防や健康増進を目的とする衛生管理のことであり、成人病対策や精神保健対策などの保健サービスや医療供給事業、廃棄物処理などを含む環境衛生、学校や職場の保健衛生、感染症予防対策などがある。

5）社会手当

社会手当は、公的扶助と社会保険の両方の要素をもった給付で、社会保険のように給付の形態があらかじめ定められた事由について、主に税を財源として給付を行う制度である。具体的には、児童手当法、児童扶養手当法、特別児童扶養手当法、特定障害者給付金法がある。

3. 社会保障の行政

1）厚生労働省

社会保障制度を実際に政策として総合的、かつ一体的に推進する国レベルの行政機関が国家行政法に基づく厚生労働省である。2001年の中央省庁再編により、厚生省と労働省を廃止・統合して誕生し、その任務、所掌事務、権限は厚生労働省設置法に沿って行われる。厚生労働省の組織としては、その長は厚生労働大臣であり、大臣を補佐する厚生労働副大臣、厚生労働大臣政務官が置かれている。内部部局は大臣官房のほかに医政局、健康局、医薬・生活衛生局、労働基準局、職業安定局、雇用環境・均等局、子ども家族局、社会・援護局、老健局、保険局、年金局で構成されており、人材開発統括官と政策統括官が置かれている。外局として中央労働委員会が置かれている。施設等機関としては検疫所、国立ハンセン病療養所、国立社会保障・人口問題研究所、国立感染症研究所や国立更生援護機関、国立保健科学院、国立医薬品食品衛生研究所があり、地方支分部局として地方厚生（支）局や都道府県労働局が置かれている。厚生労働省所管の独立行政法人として、高齢・障害者雇用支援機構、国立病院機構、医薬品医療機器総合機構、医薬基盤研究所、年金積立金管理運用独立行政法人等がある。また、同省所管の特殊法人として日本年金機構があり、同省所管の特別の法律により設立される民間法人（特別民間法人）として、建設業労働災害防止協会、中央職業能力開発協会、企業年金連合会等がある。また、政府の重要事項を調整審議する諮問機関として社会保障審議会がある。

2）年金局

政府管掌の厚生年金保険事業、国民年金事業、厚生年金基金、厚生年金基金連合会、国民年金基金、国民年金基金連合会および石炭鉱業年金基金の事業、確定給付企業年金事業、確定拠出年金事業、年金制度の調整、年金資金運用基金の行う業務および独立行政法人福祉医療機構の行う業務に関することを行う。2010年まで年金と健康保険の運用業務は厚生労働省の外局であった社会保険庁が行っていたが、一連の年金記録ミスや不祥事により廃止され、特殊法人である日本年金機構が発足、移管された。

3）保険局

健康保険事業、政府管掌の船員保険事業、国民健康保険事業、医療保険制度および老人保健制度に規定する医療等、特別保健福祉事業、厚生保険特別会計業務勘定のうち特別保健福祉事業の経理に関することを行う。また、全国健康保険協会（略して協会けんぽとよぶ）は、社会保険庁の廃止に伴って中小企業等で働く従業員がその家族が加入する健康保険（政府管掌健康保険）を運営するために2008年に設置された。

4）地方行政

厚生労働省の所管事務のうち、健康保険組合の指導および監督に関する事務、国民健康保険の保険者および国民健康保険団体連合会の指導および監督に関する事務等を行う**地方厚生局**が、全国に7局1支局1支所設置されている。

4. 医療法

1）医療人の使命

医療法は、**病院**、**診療所**、**助産所**などの医療施設に関し、その開設、管理・運営、規模、人員などを定めた日本の医事制度の中核をなす法律で1948年に制定された。この医療法において、医療機関または医療従事者は法規上、以下のように位置づけられている。

① 第1条「この法律は、医療を受ける者による医療に関する適切な選択を支援するために必要な事項、医療の安全を確保するために必要な事項、病院、診療所及び助産所の開設及び管理に関し必要な事項並びにこれらの施設の整備並びに医療提供施設相互間の機能の分担及び業務の連携を推進するために必要な事項を定めること等により、医療を受ける者の利益の保護及び良質かつ適切な医療を効率的に提供する体制の確保を図り、もつて国民の健康の保持に寄与することを目的とする。」

② 第１条の２　第１項「医療は、生命の尊重と個人の尊厳の保持を旨とし、医師、歯科医師、薬剤師、看護師その他の医療の担い手と医療を受ける者との信頼関係に基づき、及び医療を受ける者の心身の状況に応じて行われるとともに、その内容は、単に治療のみならず、疾病の予防のための措置及びリハビリテーションを含む良質かつ適切なものでなければならない」。第２項 「医療は、国民自らの健康の保持増進のための努力を基礎として、医療を受ける者の意向を十分に尊重し、病院、診療所、介護老人保健施設、調剤を実施する薬局その他の医療を提供する施設（以下「医療提供施設」という。）、医療を受ける者の居宅等（居宅その他厚生労働省令で定める場所をいう。以下同じ。）において、医療提供施設の機能に応じ効率的に、かつ、福祉サービスその他の関連するサービスとの有機的な連携を図りつつ提供されなければならない。」としている。

2）医療施設の定義

医療法では、病院や診療所などの医療施設を以下のように定めている。

① 第１条の５ 「この法律において、「**病院**」とは、医師又は歯科医師が、公衆又は特定多数人のため医業又は歯科医業を行う場所であって、二十人以上の患者を入院させるための施設を有するものをいう。病院は、傷病者が、科学的でかつ適正な診療を受けることができる便宜を与えることを主たる目的として組織され、かつ、運営されるものでなければならない。」 第２項 「この法律において、「**診療所**」とは、医師又は歯科医師が、公衆又は特定多数人のため医業又は歯科医業を行う場所であって、患者を入院させるための施設を有しないもの又は十九人以下の患者を入院させるための施設を有するものをいう。」

② 第３条 「疾病の治療（助産を含む。）をなす場所であって、病院又は診療所でないものは、これに病院、病院分院、産院、療養所、診療所、診察所、医院その他病院又は診療所に紛らわしい名称を附けてはならない。」第２項 「診療所は、これに病院、病院分院、産院その他病院に紛らわしい名称を附けてはならない。」

3）地域医療支援病院

病院のなかでも、特に、地域医療の中核的な役割をもつ**地域医療支援病院**を第４条で以下のように位置づけている。

「国、都道府県、市町村、（中略）社会医療法人その他厚生労働大臣の定める者の開設する病院であって、地域における医療の確保のために必要な支援に関する次に掲げる要件に該当するものは、その所在地の都道府県知事の承認を得て地域医療支援病院と称することができる。」

一、他の病院又は診療所から紹介された患者に対し医療を提供し、かつ、当該病院の建物の全部若しくは一部、設備、器械又は器具を、当該病院に勤務しない医師、歯科医師、薬剤師、看護師その他の医療従事者（以下単に「医療従事者」という。）の診療、研究又は研修のために利用させるための体制が整備されていること。

二、救急医療を提供する能力を有すること。

三、地域の医療従事者の資質の向上を図るための研修を行わせる能力を有すること。

四、厚生労働省令で定める数以上の患者を入院させるための施設を有すること。

五、(略)

六、その施設の構造設備が（中略）厚生労働省令並びに同項の規定に基づく都道府県の条例で定める要件に適合するものであること。

4）特定機能病院

病院のなかでも、特に、大学病院本院など高度先端的な医療機能をもつ**特定機能病院**を第 4 条の第 2 項で以下のように位置づけている。

「病院であって、次に掲げる要件に該当するものは、厚生労働大臣の承認を得て特定機能病院と称することができる。」

一、高度の医療を提供する能力を有すること。

二、高度の医療技術の開発及び評価を行う能力を有すること。

三、高度の医療に関する研修を行わせる能力を有すること。

四、その診療科名中に、厚生労働省令の定めるところにより、厚生労働省令で定める診療科名を有すること。

五、厚生労働省令で定める数以上の患者を入院させるための施設を有すること。

六、その有する人員が（中略）厚生労働省令で定める要件に適合するものであること。

七、(略)

八、その施設の構造設備が（中略）厚生労働省令並びに同項の規定に基づく都道府県の条例で定める要件に適合するものであること。

5）広告規制

医療施設は、他産業のように基本的に自由に広告することは医療法において以下の条件のもとで原則禁止されている。

「第６条の５　医業若しくは歯科医業又は病院若しくは診療所に関しては、文書その他いかなる方法を問わず、何人も次に掲げる事項を除くほか、これを広告してはならない。

一、医師又は歯科医師である旨

二、診療科名

三、病院又は診療所の名称、電話番号及び所在の場所を表示する事項並びに病院又は診療所の管理者の氏名

四、診療日若しくは診療時間又は予約による診療の実施の有無

五、法令の規定に基づき一定の医療を担うものとして指定を受けた病院若しくは診療所又は医師若しくは歯科医師である場合には、その旨

六、入院設備の有無、第七条第二項に規定する病床の種別ごとの数、医師、歯科医師、薬剤師、看護師その他の従業者の員数その他の当該病院又は診療所における施設、設備又は従業者に関する事項

七、当該病院又は診療所において診療に従事する医療従事者の氏名、年齢、性別、役職、略歴その他の当該医療従事者に関する事項であって医療を受ける者による医療に関する適切な選択に資するものとして厚生労働大臣が定めるもの

八、患者又はその家族からの医療に関する相談に応ずるための措置、医療の安全を確保するための措置、個人情報の適正な取扱いを確保するための措置その他の当該病院又は診療所の管理又は運営に関する事項

九、紹介をすることができる他の病院若しくは診療所又はその他の保健医療サービス若しくは福祉サービスを提供する者の名称、これらの者と当該病院又は診療所との間における施設、設備又は器具の共同利用の状況その他の当該病院又は診療所と保健医療サービス又は福祉サービスを提供する者との連携に関する事項

十、診療録その他の診療に関する諸記録に係る情報の提供、（中略）書面の交付その他の当該病院又は診療所における医療に関する情報の提供に関する事項

十一、当該病院又は診療所において提供される医療の内容に関する事項（中略）

十二、当該病院又は診療所における患者の平均的な入院日数、平均的な外来患者又は入院患者の数その他の医療の提供の結果に関する事項であって医療を受ける者による医療に関する適切な選択に資するものとして厚生労働大臣が定めるもの

十三、（中略）

6）開設者と管理者の要件

我が国では、以下のように医療法で、病院等の医療施設は、営利を目的に開設してはならない非営利の原則があり、かつ都道府県知事の許可なくして医師以外の開設も認められない。また、入院病床数においても、地域ごとに機能別に量が定められていて、自由に規模を拡大することはできない。ただし、薬局はこの法規に該当しない。

「第7条　病院を開設しようとするとき、医師法の規定による登録を受けた者（臨床研修等修了医師）及び歯科医師法の規定による登録を受けた者（臨床研修等修了歯科医師）でない者が診療所を開設しようとするとき、開設地の都道府県知事（診療所にあつては、市長又は特別区の区長）の許可を受けなければならない。」

「第5項　都道府県知事は、病院の開設の許可若しくは病院の病床数の増加若しくは病床の種別の変更の許可又は診療所の病床の設置の許可若しくは診療所の病床数の増加若しくは病床の種別の変更の許可の申請に対する許可には、（中略）病床の**機能区分**（以下この項において「病床の機能区分」という。）のうち、当該申請に係る病院又は診療所の所在地を含む構想区域（中略）において定める（中略）における病床の機能区分に応じた既存の病床数が（中略）将来の病床数の必要量に達していないものに係る医療を提供すること。（中略）**地域医療構想**の達成の推進のために必要なものとして厚生労働省令で定める条件を付することができる。」

「第6項　営利を目的として、病院、診療所又は助産所を開設しようとする者に対しては、（中略）許可を与えないことができる。」

「第8条　臨床研修等修了医師、臨床研修等修了歯科医師又は助産師が診療所を開設したときは、開設後十日以内に、診療所又は助産所の所在地の都道府県知事に届け出なければならない。」

また、病院等の医療施設の**管理者**、すなわち、いわゆる院長は医師または歯科医師でなければならないことが医療法で以下のように定められている。

「第 10 条 病院又は診療所の**開設者**は､その病院又は診療所が医業をなすものである場合は臨床研修等修了医師に、歯科医業をなすものである場合は臨床研修等修了歯科医師に、これを管理させなければならない。」

7）施設基準

医療法では、以下のような病院等が整えなければならない施設基準を定めている。

「第 15 条の 3　病院又は診療所の管理者は、病院又は診療所に診療の用に供するエックス線装置を備えたときその他厚生労働省令で定める場合においては､厚生労働省令の定めるところにより、病院又は診療所所在地の都道府県知事に届け出なければならない。」

「第 21 条　病院は、厚生労働省令の定めるところにより、次に掲げる人員及び施設を有し、かつ、記録を備えて置かなければならない。」

一、当該病院の有する病床の種別に応じ、厚生労働省令で定める員数の医師及び歯科医師のほか、都道府県の条例で定める員数の看護師その他の従業者

二、各科専門の診察室

三、手術室

四、処置室

五、臨床検査施設

六、エックス線装置

七、調剤所

八、給食施設

九、診療に関する諸記録

十、診療科名中に産婦人科又は産科を有する病院にあっては、分べん室及び新生児の入浴施設

十一、療養病床を有する病院にあっては、機能訓練室

十二、その他都道府県の条例で定める施設

8）医療法の改正

医療法は、医療ニーズの変化等に伴い、これまで以下のような主な改正を行ってきた。

① 1986 年施行の第 1 次改正では､病院病床数が増え､医療費が増大するのを抑制するために、全国を都道府県内の数地域から十数地域に分け、一般的な病気はその地域内で診療が完結するように考えられた圏域である **2 次医療圏**と原則として都道府県単位の **3 次医療圏**に分けて、それぞれ病床数の上限を規制した。

② 1993 年施行の第 2 次改正では、医療施設の機能区分を明確化するために、高度の医療を提供する特定機能病院と長期療養者を対象とする医療施設で、居住性と介護の質が重視される療養型病床群の創設、広告規制の緩和等が図られた。

③ 1998 年施行の第 3 次改正では、地域医療の確保と連携を進める観点から、療養型病床群が

診療所へ拡大され、総合病院制度を廃止して地域医療支援病院の創設などが行われた。

④ 2001年施行の第4次改正では、医療技術の進歩と国民のニーズに対応した適切な医療を提供するため、一般病床と療養病床を区分し、一般病床を結核・精神・感染症・療養病床以外の病床と規定した。また、有床病床等への医療安全管理体制の義務化、医師の臨床研修必修化などが行われた。

⑤ 2007年施行の第5次改正では、少子高齢化に対応した質の高い医療体制を確保するために医療法全般にわたって大幅に見直しが図られ、患者の選択に資する医療機関情報提供の推進、**クオリティ・オブ・ライフ**（QOL）の確保、広告規制緩和、医療安全対策の強化、患者相談窓口設置の努力義務、医療計画の見直し、医療機能の分化・連携、行政処分を受けた医師等への再教育、医療法人制度の改革などが定められた。

⑥ 2014年施行の第6次改正では、地域包括ケアの実現に向けて都道府県主導による病院完結型から地域完結型への移行を目的に、病床の機能区分と相互の連携に向けて医療機関による病床機能報告制度を導入して地域医療構想を策定することを柱に、在宅医療の推進、医療従事者間の役割分担とチーム医療の推進、医師・看護職員の確保と勤務環境の改善、医療事故調査制度の整備、臨床研究の推進、医療法人制度の見直しが行われた。

⑦ 2015年の第7次医療法改正では、地域医療連携推進法人制度の創設、医療法人制度の見直しが行われ、2017年の第8次医療法改正では、特定機能病院のガバナンス改革に関する規定の創設（医療法）、持分なし医療法人への移行計画の認定制度延長、医療機関開設者に対する監督規定の整備（医療法）、検体検査の品質・精度管理に関する規定の創設、医療機関のウェブサイトなどにおける虚偽・誇大などの表示規制の創設などが行われた。

5. 医療従事者に関する法規

1）医師法

医師法は、医師の国家資格と権利業務について定められた法律のことで、以下のように、医師の任務、免許資格の要件、業務・名称独占、**診療応召義務**、異状死体の届出義務、処方せんの交付義務、診断書交付業務、無診察治療等の禁止、療養方法等の指導、診療録記載・保存義務などを規定している。

「第1条　医師は、医療及び保健指導を掌ることによって公衆衛生の向上及び増進に寄与し、もつて国民の健康な生活を確保するものとする。」

「第2条　医師になろうとする者は、医師国家試験に合格し、厚生労働大臣の免許を受けなければならない。」

「第16条の2　診療に従事しようとする医師は、二年以上、医学を履修する課程を置く大学に附属する病院又は厚生労働大臣の指定する病院において、臨床研修を受けなければならない。」

「第17条　医師でなければ、医業をなしてはならない。」

「第18条　医師でなければ、医師又はこれに紛らわしい名称を用いてはならない。」

「第 19 条　診療に従事する医師は､診察治療の求があつた場合には､正当な事由がなければ､これを拒んではならない。」

「第 19 条の２　診察若しくは検案をし、又は出産に立ち会った医師は、診断書若しくは検案書又は出生証明書若しくは死産証書の交付の求があつた場合には､正当の事由がなければ､これを拒んではならない。」

「第 20 条　医師は､自ら診察しないで治療をし､若しくは診断書若しくは処方せんを交付し､自ら出産に立ち会わないで出生証明書若しくは死産証書を交付し､又は自ら検案をしないで検案書を交付してはならない。ただし、診療中の患者が受診後二十四時間以内に死亡した場合に交付する死亡診断書については、この限りでない。」

「第 21 条　医師は、死体又は妊娠四月以上の死産児を検案して異状があると認めたときは、二十四時間以内に所轄警察署に届け出なければならない。」

「第 22 条　医師は､患者に対し治療上薬剤を調剤して投与する必要があると認めた場合には､患者又は現にその看護に当っている者に対して処方せんを交付しなければならない。ただし､患者又は現にその看護に当っている者が処方せんの交付を必要としない旨を申し出た場合及び次の各号の一に該当する場合においては、この限りでない。」

一、暗示的効果を期待する場合において、処方せんを交付することがその目的の達成を妨げるおそれがある場合

二、処方せんを交付することが診療又は疾病の予後について患者に不安を与え、その疾病の治療を困難にするおそれがある場合

三、病状の短時間ごとの変化に即応して薬剤を投与する場合

四、診断又は治療方法の決定をしていない場合

五、治療上必要な応急の措置として薬剤を投与する場合

六、安静を要する患者以外に薬剤の交付を受けることができる者がいない場合

七、覚せい剤を投与する場合

八、薬剤師が乗り組んでいない船舶内において薬剤を投与する場合

「第 24 条　医師は、診療をしたときは、遅滞なく診療に関する事項を診療録に記載しなければならない。」

「第 24 条の２　前項の診療録であって、病院又は診療所に勤務する医師のした診療に関するものは、その病院又は診療所の管理者において、その他の診療に関するものは、その医師において、五年間これを保存しなければならない。」

2）保健師･助産師･看護師法

保健師、**助産師**、**看護師**および**准看護師**に関する法規で、それぞれの名称の定義、免許、試験、業務、罰則などを定めている。

「第２条　この法律において保健師とは､厚生労働大臣の免許を受けて､保健師の名称を用いて、保健指導に従事することを業とする者をいう。」

「第３条　この法律において助産師とは、厚生労働大臣の免許を受けて、助産又は妊婦、じょ

く婦若しくは新生児の保健指導を行うことを業とする女子をいう。」

「第5条　この法律において看護師とは、厚生労働大臣の免許を受けて、傷病者若しくはじょく婦に対する療養上の世話又は診療の補助を行うことを業とする者をいう。」

「第6条　この法律において「准看護師」とは、都道府県知事の免許を受けて、医師、歯科医師又は看護師の指示を受けて、前条に規定することを行うことを業とする者をいう。」

「第7条　保健師になろうとする者は、保健師国家試験及び看護師国家試験に合格し、厚生労働大臣の免許を受けなければならない。

「2　助産師になろうとする者は、助産師国家試験及び看護師国家試験に合格し、厚生労働大臣の免許を受けなければならない。」

「3　看護師になろうとする者は、看護師国家試験に合格し、厚生労働大臣の免許を受けなければならない。」

「第8条　准看護師になろうとする者は、准看護師試験に合格し、都道府県知事の免許を受けなければならない。」

「第29条　保健師でない者は、保健師又はこれに類似する名称を用いて、第2条に規定する業をしてはならない。」

「第30条　助産師でない者は、第3条に規定する業をしてはならない。ただし、医師法（中略）の規定に基づいて行う場合は、この限りでない。」

「第31条　看護師でない者は、第5条に規定する業をしてはならない。ただし、医師法又は歯科医師法（中略）の規定に基づいて行う場合は、この限りでない。」

「2　保健師及び助産師は、前項の規定にかかわらず、第5条に規定する業を行うことができる。」

「第32条　准看護師でない者は、第6条に規定する業をしてはならない。ただし、医師法又は歯科医師法の規定に基づいて行う場合は、この限りでない。」

「第42条の2　保健師、看護師又は准看護師は、正当な理由がなく、その業務上知り得た人の秘密を漏らしてはならない。保健師、看護師又は准看護師でなくなった後においても、同様とする。」

「第42条の3　保健師でない者は、保健師又はこれに紛らわしい名称を使用してはならない。」

「2　助産師でない者は、助産師又はこれに紛らわしい名称を使用してはならない。」

「3　看護師でない者は、看護師又はこれに紛らわしい名称を使用してはならない。」

「4　准看護師でない者は、准看護師又はこれに紛らわしい名称を使用してはならない。」

3）薬剤師法

薬剤師全般の職務・資格などに関して規定した法規で、その任務を「**薬剤師**は、調剤、医薬品の供給その他薬事衛生をつかさどることによって、公衆衛生の向上及び増進に寄与し、もつて国民の健康な生活を確保するものとする（第1条）」とし、免許（要件、届出、取消し等）、国家試験（目的、受験資格等）、業務（処方せんに関する医師の疑義照会義務、調剤した薬剤に関する患者への適正な情報提供の義務等)、罰則に関する事項が定めている。2004 年には、医療技術の高度化や医薬品の適正使用における社会的ニーズに基づき、医療の担い手にふさわしい質の高い薬剤師養成を目的とした薬学教育の見直しが行われた。これにより、学校教育法が改正されて薬学教育は学部の修業年限が 4 年から 6 年に延長となり、併せて薬剤師法の国家試験制度も改正された。また、2014 年には、医薬品の分類、**薬局**に関する事項などの改正が行われた。

「第 2 条　薬剤師になろうとする者は、厚生労働大臣の免許を受けなければならない。」

「第 3 条　薬剤師の免許は、薬剤師国家試験に合格した者に対して与える。」

「第 19 条　薬剤師でない者は、販売又は授与の目的で**調剤**してはならない。ただし、医師若しくは歯科医師が次に掲げる場合において自己の**処方せん**により自ら調剤するとき、又は獣医師が自己の処方せんにより自ら調剤するときは、この限りでない。

一、患者又は現にその看護に当たっている者が特にその医師又は歯科医師から薬剤の交付を受けることを希望する旨を申し出た場合

二、(略)

「第 20 条　薬剤師でなければ、薬剤師又はこれにまぎらわしい名称を用いてはならない。」

「第 21 条　調剤に従事する薬剤師は、調剤の求めがあつた場合には、正当な理由がなければ、これを拒んではならない。」

「第 22 条　薬剤師は、医療を受ける者の居宅等（中略）において医師又は歯科医師が交付した処方せんにより、当該居宅等において調剤の業務のうち厚生労働省令で定めるものを行う場合を除き、薬局以外の場所で、販売又は授与の目的で調剤してはならない。ただし、病院若しくは診療所又は飼育動物診療施設（中略）の調剤所において、その病院若しくは診療所又は飼育動物診療施設で診療に従事する医師若しくは歯科医師又は獣医師の処方せんによって調剤する場合及び災害その他特殊の事由により薬剤師が薬局において調剤することができない場合その他の厚生労働省令で定める特別の事情がある場合は、この限りでない。」

「第 23 条　薬剤師は、医師、歯科医師又は獣医師の処方せんによらなければ、販売又は授与の目的で調剤してはならない。」

「2　薬剤師は、処方せんに記載された医薬品につき、その処方せんを交付した医師、歯科医師又は獣医師の同意を得た場合を除くほか、これを変更して調剤してはならない。」

「第 24 条　薬剤師は、処方せん中に疑わしい点があるときは、その処方せんを交付した医師、歯科医師又は獣医師に問い合わせて、その疑わしい点を確かめた後でなければ、これによって調剤してはならない。」

「第 25 条　薬剤師は、販売又は授与の目的で調剤した薬剤の容器又は被包に、処方せんに記載された患者の氏名、用法、用量その他厚生労働省令で定める事項を記載しなければならない。」

「第 25 条の 2　薬剤師は、調剤した薬剤の適正な使用のため、販売又は授与の目的で調剤したときは、患者又は現にその看護に当たっている者に対し、必要な情報を提供し、及び必

要な薬学的知見に基づく指導を行わなければならない。」

「第26条　薬剤師は、調剤したときは、その処方せんに、調剤済みの旨（その調剤によって、当該処方せんが調剤済みとならなかつたときは、調剤量）、調剤年月日その他厚生労働省令で定める事項を記入し、かつ、記名押印し、又は署名しなければならない。」

「第27条　薬局開設者は、当該薬局で調剤済みとなった処方せんを、調剤済みとなった日から三年間、保存しなければならない。」

「第28条　薬局開設者は、薬局に調剤録を備えなければならない。」

「2　薬剤師は、薬局で調剤したときは、調剤録に厚生労働省令で定める事項を記入しなければならない。ただし、その調剤により当該処方せんが調剤済みとなったときは、この限りでない。」

「3　薬局開設者は、第一項の調剤録を、最終の記入の日から三年間、保存しなければならない。」

4）診療放射線技師法

この法律は、**診療放射線技師**の資格を定めるとともに、その業務が適正に運用されるように規律し、もって医療および公衆衛生の普及および向上に寄与することを目的としている（第1条）。また、第2条で「放射線」とは、アルファ線およびベータ線、ガンマ線、3,100万電子ボルト以上のエネルギーを有する電子線、エックス線、その他政令で定める電磁波または粒子線、次に掲げる電磁波または粒子線とし、診療放射線技師とは、厚生労働大臣の免許を受けて、医師または歯科医師の指示の下に、放射線を人体に対して照射することを業とする者と定義している。また、第25条で診療放射線技師でなければ、診療放射線技師という名称またはこれに紛らわしい名称を用いてはならないとしている。

「第26条　診療放射線技師は、医師又は歯科医師の具体的な指示を受けなければ、放射線を人体に対して照射してはならない。」

「第28条　診療放射線技師は、放射線を人体に対して照射したときは、遅滞なく厚生労働省令で定める事項を記載した照射録を作成し、その照射について指示をした医師又は歯科医師の署名を受けなければならないと定めている。これを呈示しなければならない。」

「第29条　診療放射線技師は、正当な理由がなく、その業務上知り得た人の秘密を漏らしてはならない。診療放射線技師でなくなった後においても、同様とする。」

5）臨床検査技師に関する法規

この法律は、**臨床検査技師**の資格等を定め、もって医療および公衆衛生の向上に寄与することを目的としている。この法律では臨床検査技師とは、厚生労働大臣の免許を受けて、臨床検査技師の名称を用いて、医師または歯科医師の指示の下に、微生物学的検査、血清学的検査、血液学的検査、病理学的検査、寄生虫学的検査、生化学的検査および厚生労働省令で定める生理学的検査を行うことを業とする者とされ、臨床検査技師は、正当な理由がなく、その業務上取り扱ったことについて知り得た秘密を他に漏らしてはならない。臨床検査技師でなくなった後においても、同様とするとされている。また、臨床検査技師でない者は、臨床検査技師という名称またはこれに紛らわしい名称を使用してはならないとしている。

6）理学療法士および作業療法士法

この法律は、**理学療法士**および**作業療法士**の資格を定めるとともに、その業務が、適正に運用されるように規律し、もって医療の普及および向上に寄与することを目的としている。理学療法とは、身体に障害のある者に対し、主としてその基本的動作能力の回復を図るため、治療体操その他の運動を行わせ、および電気刺激、マッサージ、温熱その他の物理的手段を加えることをいい、作業療法とは、身体または精神に障害のある者に対し、主としてその応用的動作能力または社会的適応能力の回復を図るため、手芸、工作その他の作業を行わせることと定義されている。よって、理学療法士とは、厚生労働大臣の免許を受けて、理学療法士の名称を用いて、医師の指示の下に、理学療法を行うことを業とする者をいい、作業療法士とは、厚生労働大臣の免許を受けて、作業療法士の名称を用いて、医師の指示の下に、作業療法を行うことを業とする者と定められている。また、理学療法士または作業療法士は、正当な理由がある場合を除き、その業務上知り得た人の秘密を他に漏らしてはならない。理学療法士または作業療法士でなくなった後においても、同様とする守秘義務と、理学療法士でない者は、理学療法士という名称または機能療法士その他理学療法士にまぎらわしい名称を使用してはならない。作業療法士でない者は、作業療法士という名称または職能療法士その他作業療法士にまぎらわしい名称を使用してはならないといった名称独占の規定がある。

7）臨床工学技士法

この法律は、**臨床工学技士**の資格を定めるとともに、その業務が適正に運用されるように規律し、もって医療の普及および向上に寄与することを目的としている。この法律で「生命維持管理装置」とは、人の呼吸、循環または代謝の機能の一部を代替し、または補助することが目的とされている装置をいい、「臨床工学技士」とは、厚生労働大臣の免許を受けて、臨床工学技士の名称を用いて、医師の指示の下に、生命維持管理装置の操作および保守点検を行うことを業とする者をいう。また、臨床工学技士は、正当な理由がなく、その業務上知り得た人の秘密を漏らしてはならない。臨床工学技士でなくなった後においても、同様とする。臨床工学技士でない者は、臨床工学技士またはこれに紛らわしい名称を使用してはならないとされている。

8）栄養士法

この法律で**栄養士**とは、都道府県知事の免許を受けて、栄養士の名称を用いて栄養の指導に従事することを業とする者とされ、**管理栄養士**とは、厚生労働大臣の免許を受けて、管理栄養士の名称を用いて、傷病者に対する療養のため必要な栄養の指導、個人の身体の状況、栄養状態等に応じた高度の専門的知識および技術を要する健康の保持増進のための栄養の指導、並びに特定多数人に対して継続的に食事を供給する施設における利用者の身体の状況、栄養状態、利用の状況等に応じた特別の配慮を必要とする給食管理、およびこれらの施設に対する栄養改善上必要な指導等を行うことを業とする者と定義されている。 栄養士の免許は、厚生労働大臣の指定した栄養士の養成施設において二年以上栄養士として必要な知識および技能を修得した者に対して、都道府県知事が与える。管理栄養士の免許は、管理栄養士国家試験に合格した者に対して、厚生労働大臣が与える。 栄養士でなければ、栄養士またはこれに類似する名称を用いて業務を行ってはならないとし、管理栄養士でなければ、管理栄養士またはこれに類似する名称を用いてこの法律に規定する業務を行ってはならないとしている。

9）社会福祉士および介護福祉士法

この法律は、**社会福祉士**および**介護福祉士**の資格を定めて、その業務の適正を図り、もって社会福祉の増進に寄与することを目的としている。社会福祉士とは、社会福祉士の名称を用いて、専門的知識および技術をもって、身体上もしくは精神上の障害があることまたは環境上の理由により、日常生活を営むのに支障がある者の福祉に関する相談に応じ、助言、指導、福祉サービスを提供する者または医師その他の保健医療サービスを提供する者、その他の関係者との連絡および調整その他の援助を行うことを業とする者と定義されている。また、介護福祉士とは、介護福祉士の名称を用いて、専門的知識および技術をもって、身体上または精神上の障害があることにより日常生活を営むのに支障がある者につき心身の状況に応じた介護（喀痰吸引その他のその者が日常生活を営むのに必要な行為であって、医師の指示の下に行われるもの（厚生労働省令で定めるものに限る。以下「喀痰吸引等」という。）を含む。）を行い、並びにその者およびその介護者に対して介護に関する指導を行うことを業とする者をいうと定義されている。また、社会福祉士または介護福祉士は、正当な理由がなく、その業務に関して知り得た人の秘密を漏らしてはならない。社会福祉士または介護福祉士でなくなった後においても、同様とされ、社会福祉士でない者は、社会福祉士という名称を使用してはならず、介護福祉士でない者は、介護福祉士という名称を使用してはならないとされている。

6. 予防衛生・保健衛生に関する法規

1）感染症の予防および感染症の患者に対する医療に関する法律

人類は**感染症**により、ときには文明を存亡の危機に追いやられてきたが、医学・医療の進歩や衛生水準の著しい向上により、多くの感染症が克服されてきた。しかし、新たな感染症の出現や既知の感染症の再興により、また、国際交流の進展等に伴い、感染症は新たな形で、今なお人類に脅威を与えている。一方、我が国においては、過去にハンセン病、後天性免疫不全症候群等の感染症の患者等に対するいわれのない差別や偏見が存在したという事実を重く受け止め、感染症の患者等の人権を尊重しつつ、これらの者に対する良質かつ適切な医療の提供を確保し、感染症に迅速かつ適確に対応することを目的として、感染症の予防および感染症の患者に対する医療に関する法律がある。この法律において「感染症」とは、1類感染症、2類感染症、3類感染症、4類感染症、5類感染症、新型インフルエンザ等感染症、指定感染症および新感染症をいい、具体的な疾病は以下である。

① 1類感染症

エボラ出血熱、クリミア・コンゴ出血熱、痘そう、南米出血熱、ペスト、マールブルグ病、ラッサ熱

② **2 類感染症**

急性灰白髄炎、結核、ジフテリア、重症急性呼吸器症候群、中東呼吸器症候群、鳥インフルエンザ

③ **3 類感染症**

コレラ、細菌性赤痢、腸管出血性大腸菌感染症、腸チフス、パラチフス等

④ **4 類感染症**

E 型肝炎、A 型肝炎、黄熱、Q 熱、狂犬病、炭疽、鳥インフルエンザ（特定鳥インフルエンザを除く）、ボツリヌス症、マラリア、野兎病等

⑤ **5 類感染症**

インフルエンザ（鳥インフルエンザおよび新型インフルエンザ等の感染症を除く）、ウイルス性肝炎、クリプトスポリジウム症、後天性免疫不全症候群、性器クラミジア感染症、梅毒、麻しん、メチシリン耐性黄色ブドウ球菌感染症等

⑥ **新型インフルエンザ等感染症**

新型インフルエンザ、再興型インフルエンザ、新型コロナウイルス感染症、再興型コロナウイルス感染症

2）予防接種法

この法律は、伝染のおそれがある疾病の発生およびまん延を予防するために、**予防接種**を行い、公衆衛生の向上および増進に寄与するとともに、予防接種による健康被害の迅速な救済を図ることを目的としている。2007 年 4 月 1 日より、結核予防法が感染症の予防および感染症の患者に対する医療に関する法律に統合されたため、BCG 接種に関しては予防接種法に追加された。この法律において予防接種とは、疾病に対して免疫の効果を得させるため、疾病の予防に有効であることが確認されているワクチンを、人体に注射し、または接種することをいう。そして、A 類疾病をジフテリア、百日せき、急性灰白髄炎、麻しん、風しん、日本脳炎、破傷風、結核、Hib感染症、肺炎球菌感染症、ヒトパピローマウイルス感染症等として、B 類疾病をインフルエンザ等としている。

7. 薬事に関する法規

1）医薬品、医療機器等の品質、有効性および安全性の確保等に関する法律

我が国における医薬品、医薬部外品、化粧品、医療機器および再生医療等製品に関する運用などを定めた法律で、医薬品医療機器等法、**薬機法**と略される。2013 年に**旧薬事法**等の一部を改正する法律として施行された。この法律の目的は、「医薬品、医薬部外品、化粧品、医療機器及び再生医療等製品の品質、有効性及び安全性の確保のために必要な規制を行うとともに、医療上特にその必要性が高い医療品及び医療機器の研究開発の促進のために必要な措置を講ずることにより、保健衛生の向上を図ること」にあり、原則的に、行政の承認や確認、許可がなければ、**医薬品**や**医薬部外品**、化粧品、**医療機器**の製造や輸入、調剤で営業してはならないとさ

れている。この法律では、医薬品とは日本薬局方収載の物で、医薬部外品とは、人体に対する作用が緩和なものであり、医薬品のように販売業の許可を必要とせず、一般小売店において販売することができる。また、化粧品とは、人体を清潔にし、美化し、魅力を増し、容貌を変え、または皮膚や毛髪等を健やかに保つために、皮膚または毛髪に塗擦、散布などされる物で、人体に対する作用の緩和なものとされ、医療機器とは、ヒトまたは動物の疾病の診断、治療または予防を目的とし、ヒトまたは動物の構造・機能に影響を及ぼすことが目的とされている機械器具（再生医療等製品を除く）で、政令で定めるものとされている。なお、機械器具ではなく単体のソフトウェアであっても、ヘルスソフトウェアとよばれるソフトウェアについては、医療機器として取り扱う。これら医薬品、医薬部外品、化粧品、医療機器には、その容器、包装もしくは直接の被包に、製造販売業者の氏名または名称および住所、名称、製造番号または製造記号など、法で定められた事項を記載する義務があり、承認もしくは認証の内容または届出をした内容の範囲を超えた効能・効果等を標榜することはできないとされている。

第 4 章　医療保険制度と供給体制

1. 社会保障制度のなかの医療保険

社会保障制度のひとつの分野である社会保険は、国民が疾病、負傷、出産、死亡、老齢、障害、失業など生活の困難をもたらすさまざま事故に遭遇した場合に一定の給付を行い、生活の安定を図ることを目的とした強制加入の保険制度である。広義の**社会保険**には、**医療保険**、**年金保険**、**労働者災害補償保険（労災保険）**、**雇用保険**、**介護保険**が含まれ、このうち、医療保険は主に**健康保険法**、**国民健康保険法**、**共済組合法**等に基づいて、疾病や負傷した場合に誰もが安心して医療にかかることのできる制度であり、病院や診療所等の保険医療機関や保険薬局との関係性は極めて強く、公的保険としての公正・公平という観点から、場所や時によらず均一で安定した提供体制の構築が期待される。よって、我が国においては、すべての国民が強制的に被用者保険、国民健康保険、後期高齢者医療制度といったいずれかの公的医療保険に加入する義務を負い、国民皆保険制度を基盤とした医療サービスの提供が行われている。

表 4.1　公的医療保険の給付内容

（令和 3 年 2 月現在）

<table>
<tr><th colspan="2">給付</th><th>国民健康保険・後期高齢者医療制度</th><th>健康保険・共済制度</th></tr>
<tr><td rowspan="4">医療給付</td><td>療養の給付
訪問看護療養費</td><td colspan="2">義務教育就学前：8 割、義務教育就学後から 70 歳未満：7 割、
70 歳以上 75 歳未満：8 割（現役並み所得者（現役世代の平均的な課税所得（年 145 万円）以上の課税所得を有する者）：7 割）
75 歳以上：9 割（現役並み所得者：7割）</td></tr>
<tr><td>入院時食事療養費</td><td colspan="2">食事療養標準負担額：一食につき 460 円
低所得者：　一食につき 210 円
（低所得者で 90 日を超える入院：　一食につき 160 円）
特に所得の低い低所得者（70 歳以上）:　一食につき 100 円</td></tr>
<tr><td>入院時生活療養費
（65 歳～）</td><td colspan="2">生活療養標準負担額：一食につき 460 円（＊）+370 円（居住費）
（＊）入院時生活療養（II）を算定する保険医療機関では 420 円
低所得者：　一食につき 210 円（食費）+370 円（居住費）
特に所得の低い低所得者：　一食につき 130 円（食費）+370 円（居住費）
老齢福祉年金受給者：　一食につき 100 円（食費）+0 円（居住費）
注：難病等の患者の負担は食事療養標準負担額と同額</td></tr>
<tr><td>高額療養費
（自己負担限度額）</td><td>70 歳未満の者（括弧内の額は、4 カ月目以降の多数該当）
< 年収約 1,160 万円～ >
252,600 円＋（医療費−842,000）× 1%　（140,100 円）
< 年収約 770 ～約 1,160 万円 >
167,400 円＋（医療費−558,000）× 1%　（93,000 円）
< 年収約 370 ～約 770 万円 >
80,100 円＋（医療費−267,000）× 1%　（44,400 円）
<～年収約 370 万円 >　57,600 円　（44,400 円）
< 住民税非課税 >　35,400 円　（24,600 円）</td><td>70 歳以上の者（括弧内の額は、4 カ月目以降の多数該当）
入院　外来【個人ごと】
< 年収約 1,160 万円～ >
252,600 円＋（医療費−842,000）× 1%（140,100 円）
< 年収約 770 ～約 1,160 万円 >
167,400 円＋（医療費−558,000）× 1%（93,000 円）
< 年収約 370 ～約 770 万円 >
80,100 円＋（医療費−267,000）× 1%（44,400 円）
< 一般 >　57,600 円　18,000 円
（44,400 円）　［年間上限 144, 400 円］
< 低所得者 >　24,600 円　8,000 円
< 低所得者のうち特に所得の低い者 >15,000 円　8,000 円</td></tr>
<tr><td rowspan="4">現金給付</td><td>出産育児一時金
（※1）</td><td colspan="2">被保険者またはその被扶養者が出産した場合、原則42万円を支給。国民健康保険では、支給額は、条例または規則の定めるところによる（多くの保険者で原則 42 万円）。</td></tr>
<tr><td>埋葬料（※2）</td><td colspan="2">被保険者またはその被扶養者が死亡した場合、健康保険・共済組合においては埋葬料を定額 5 万円を支給。また、国民健康保険、後期高齢者医療制度においては、条例または規約の定める額を支給（ほとんどの市町村、後期高齢者医療広域連合で実施。1～5 万円程度を支給）。</td></tr>
<tr><td>傷病手当金</td><td rowspan="2">任意給付</td><td>被保険者が業務外の事由による療養のため労務不能となった場合、その期間中、最長で1年6カ月、1 日に付き直近 12 カ月の標準報酬月額を平均した額の 30 分の 1 に相当する額の 3 分の2に相当する金額を支給</td></tr>
<tr><td>出産手当金</td><td>被保険者本人の産休中（出産日以前 42 日から出産日後 56 日まで）の間、1 日につき直近 12 カ月の標準報酬月額を平均した額の 30 分の 1 に相当する額の 3 分の2に相当する金額</td></tr>
</table>

※1　後期高齢者医療制度では出産に対する給付がない。また、健康保険の被扶養者については、家族出産育児一時金の名称で給付される。共済制度では出産費、家族出産費の名称で給付。
※2　被扶養者については、家族埋葬料の名称で給付、国民健康保険・後期高齢者医療制度では葬祭費の名称で給付。

2. 保険者と被保険者

我が国の国民皆保険制度は、保険者とよばれる保険事業の経営主体によって運営されている。医療保険は大別して、職域を基にした**被用者保険**（**職域保険**）、居住地（市町村）を基にした**国民健康保険**（**地域保険**）、75 歳以上の高齢者を対象とする**後期高齢者医療制度**の 3 つがあり、すべての国民はこのいずれかの医療保険に加入している。また、これらの保険に加入している人を被保険者、または組合員（通常は組合員を含めて被保険者）とよんでいる。職域保険は、会社等の事業所に雇用されているサラリーマンとその扶養家族が対象であり、そのうち、中小企業に勤務する者とその扶養家族が加入し、全国健康保健協会を保険者とする**全国健康保険協会管掌健康保険**（**略して「協会けんぽ」とよぶ**）と、主に大企業に勤務する者とその扶養家族が加入し、健康保険組合を保険者とする**組合管掌健康保険**（**略して「組合健保」とよぶ**）、公務員や私立学校教職員とその扶養家族が加入し、共済組合や事業団を保険者とする各種共済保険、船員とその扶養家族が加入し、全国健康保険協会を保険者とする**船員保険**がある。一方の地域保険である国民健康保険は、自営業者や農業等の従事者、非正規労働者などが加入し、市町村を保険者とする**市区町村国民健康保険**と、医師や薬剤師等同業種で働く者が設立し、国保組合を保険者とする**国民健康保険組合**がある。

また、後期高齢者医療制度は、従来の老人保健制度と退職者医療制度を見直し、平成 20 年 4 月 1 日に創設された。その対象者は、75 歳以上の高齢者、または 65 歳以上 74 歳までの一定の障害者であり、これまで加入していた公的医療保険から脱退し、都道府県ごとに設置された**後期高齢者医療広域連合**が運営する後期高齢者医療制度に加入する。なお、**生活保護**を受けている者については、公的医療保険制度の対象ではなく、公的扶助における生活保護の医療扶助として療養の給付を受け、労働者が業務上の事由や通勤途上における負傷や傷病に対し、療養の給付を受ける場合には、加入している医療保険ではなく**労働者災害補償保険**（**労災保険**）によって給付が行われる。

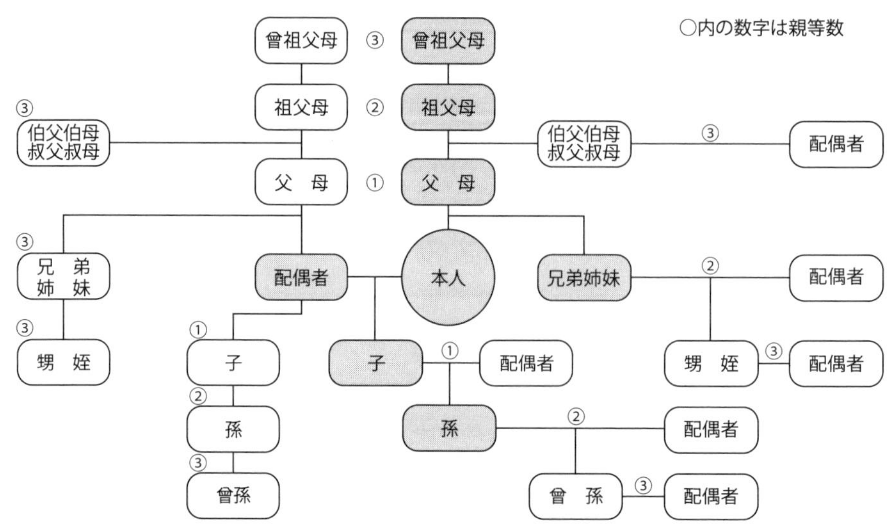

図 4.1　親族と被扶養者の範囲

3. 被扶養者

被扶養者とは、被保険者の収入によって生活し、法律等で一定の条件を満たす家族のことであり、健康保険の給付を受けることができる。よって、健康保険の扶養家族は会社の扶養手当の対象や税法上の扶養家族とは基準が必ずしも同じではない。健康保険法では、配偶者、子、孫、兄弟姉妹、父母等の直系尊属被保険者などの同居でなくてもよい場合と、それ以外の三親等内の親族、内縁の配偶者の父母などの同居であることが条件の場合がある。また、扶養程度の所得基準として、被扶養者となる人の年間収入が 130 万円未満で、被保険者の収入の 2 分の 1 未満である必要がある。

4. 医療保険の給付と一部負担金

保険給付とは、被保険者に疾病などの保険事故が発生した場合に保険者が一定の補償を行うもので、その方法は、診察や投薬などのサービスが直接受けられる**現物給付**（療養の給付）と、傷病手当金や出産育児一時金などを現金で受け取る**現金給付**がある。また、給付の内容には、法定給付と付加給付があり、法定給付とは、健康保険法や国民健康保険法などの法令に基づいて保険者に義務付けられている給付で基本的に加入する保険者にかかわらず内容は同じである。一方の付加給付は、各保険者が独自に定め、法定給付に上乗せして給付するものであり、各自が加入する保険者によってその給付内容は異なる場合がある。

具体的には、現物給付の療養の給付では、疾病や負傷等で被保険者が保険医療機関を受診した際に、**被保険者証**または**加入者証**を提示することで、診察、薬剤または治療材料の支給、処置・手術その他の治療、在宅で療養する上での管理、病院・診療所への入院、その療養のための世話や、看護について、かかった医療費の一部負担金を支払うことにより、診察・処置・投薬などの治療を受けることができる。また、医師の処方せんが交付された場合は、**保険薬局**で薬剤師から薬を受け取ることができる。なお、この療養の給付の目的は、業務以外の傷病の治療を対象としており、美容を目的とした手術など日常生活に何ら支障がない診療には適用されない。また、妊娠も病気とはみなされないため、正常な状態での妊娠・出産は健康保険の適用から除外される（ただし、療養給付とは別に出産育児一時金が現金給付される)。また、業務上の原因による病気やケガ、通勤途上に被った災害などが原因の病気やケガについては、健康保険給付は行われず、原則として**労働者災害補償保険（労災保険）**の適用となる。

被保険者である患者は、保険医療機関である病院や診療所で療養の給付を受ける場合には、被保険者証を提示することにより、その費用の保険医療機関等の窓口でかかった医療費の一部を支払うだけでよい。これを**一部負担金**といい、本人・家族、入院・外来にかかわらず、年齢や収入に応じてその負担割合が区分されている。また、医師の処方せんによる投薬についてのみ、一部負担金の支払いで保険薬局から調剤された薬を受け取ることができる。2017 年度現在の一部負担金の額は、①70 歳に達する日に属する月以前である場合は 3 割、②70 歳に達する日に属する月の翌月以降である場合は 2 割となっている（経過措置により、2014 年 4 月 1 日まで

表 4.2　医療保険制度の概要

制度名		保険者（平成31年3月末）	加入者数（平成31年3月末）[本人 家族] 千人	保険給付・医療給付・一部負担	保険給付・医療給付・高額療養費制度、高額医療・介護合算制度	保険給付・医療給付・入院時食事療養費	保険給付・医療給付・入院時生活療養費	保険給付・現金給付	財源・保険料率	財源・国庫負担・補助
健康保険・一般被用者	協会けんぽ	全国健康保険協会	39,400 [23,757 15,643]	義務教育就学後から70歳未満　3割 義務教育就学前　2割 70歳以上75歳未満　2割 （現役並み所得者 3割）	（高額療養費制度） ・自己負担限度額 （70歳未満の者） （年収約1,160万円～）　252,600円＋（医療費 −842,000円）× 1% （年収約770～約1,160万円）　167,400円＋（医療費 −558,000円）× 1% （年収約370～約770万円）　80,100円＋（医療費 −267,000円）× 1% （～年収約370万円）　57,600円 （住民税非課税）　35,400円 （70歳以上75歳未満の者） （年収約1,160万円～）　252,600円＋（医療費 −842,000円）× 1% （年収約770～約1,160万円）　167,400円＋（医療費 −558,000円）× 1% （年収約370～約770万円）　80,100円＋（医療費 −267,000円）× 1% （～年収約370万円）　57,600円、外来（個人ごと）18,000円（年144,000円） （住民税非課税世帯）　24,600円、外来（個人ごと）8,000円 （住民税非課税世帯のうち特に所得の低い者）　15,000円、外来（個人ごと）8,000円 ・世帯合算基準額 70歳未満の者については、同一月における21,000円以上の負担が複数の場合は、これを合算して支給 ・多数該当の負担軽減 12月間に3回以上該当の場合の4回目からの自己負担限度額 （70歳未満の者） （年収約1,160万円～）　140,100円 （年収約770～約1,160万円）　93,000円 （年収約370～約770万円）　44,400円 （～年収約370万円）　44,400円 （住民税非課税）　24,600円 （70歳以上75歳未満の者） （年収約1,160万円～）　140,100円 （年収約770～約1,160万円）　93,000円 （年収約370～約770万円）　44,400円 （～年収約370万円）　44,400円 ・長期高額疾病患者の負担軽減 血友病、人工透析を行う慢性腎不全の患者等の自己負担限度額10,000円 （ただし、年収約770万円超の区分で人工透析を行う70歳未満の患者の自己負担限度額20,000円） （高額医療・高額介護合算制度） 1年間（毎年8月～翌年7月）の医療保険と介護保険における自己負担の合算額が著しく高額になる場合に、負担を軽減する仕組み。自己負担限度額は、所得と年齢に応じきめ細かく設定	（食事療養標準負担額） ・住民税課税世帯 1食につき　460円 ・住民税非課税世帯 90日目まで 1食につき　210円 91日目から 1食につき　160円 ・特に所得の低い住民税非課税世帯 1食につき　100円	（生活療養標準負担額） ・住民税課税世帯 1食につき　460円 ＋1日につき　370円 ・住民税非課税世帯 1食につき　210円 ＋1日につき　370円 ・特に所得の低い住民税非課税世帯 1食につき　130円 ＋1日につき　370円 ※療養病床に入院する65歳以上の方が対象 ※指定難病の患者や医療の必要性の高い者等には、更なる負担軽減を行っている	・傷病手当金 ・出産育児一時金等	10.00% （全国平均）	給付費等の16.4%
健康保険・一般被用者	組合	健康保険組合 1,391	29,539 [16,718 12,821]					同上 （附加給付あり）	各健康保険組合によって異なる	定　額 （予算補助）
健康保険	健康保険法第3条第2項被保険者	全国健康保険協会	16 [11 5]					・傷病手当金 ・出産育児一時金等	1級日額390円 11級3,230円	給付費等の16.4%
船員保険		全国健康保険協会	119 [58 61]					同上	9.60% （疾病保険料率）	定額
各種共済	国家公務員	20共済組合	8,575 [4,537 4,038]					同上 （附加給付あり）	−	なし
各種共済	地方公務員等	64共済組合							−	
各種共済	私学教職員	1事業団							−	
国民健康保険	農業者 自営業者等	市町村 1,716	30,256 市町村 27,517 国保組合 2,739					・出産育児一時金 ・葬祭費	世帯毎に応益割（定額）と応能割（負担能力に応じて）を賦課 保険者によって賦課算定方式は多少異なる	給付費等の41%
国民健康保険		国保組合 162								給付費等の 28.4～47.4%
国民健康保険	被用者保険の 退職者	市町村 1,716								なし
後期高齢者医療制度		［運営主体］ 後期高齢者医療 広域連合 47	17,718	1割 （現役並み所得者 3割）	・自己負担限度額 （年収約1,160万円～）　252,600円＋（医療費 −842,000円）× 1% （年収約770～約1,160万円）　167,400円＋（医療費 −558,000円）× 1% （年収約370～約770万円）　80,100円＋（医療費 −267,000円）× 1% （～年収約370万円）　57,600円、外来（個人ごと）18,000円（年144,000円） （住民税非課税世帯）　24,600円、外来（個人ごと）8,000円 （住民税非課税世帯のうち特に所得の低い者）　15,000円、外来（個人ごと）8,000円 ・多数該当の負担軽減 （年収約1,160万円～）　140,100円 （年収約770～約1,160万円）　93,000円 （年収約370～約770万円）　44,400円 （～年収約370万円）　44,400円	同上	同上 ただし、 ・老齢福祉年金受給者 1食につき　100円 ＋1日につき　0円	葬祭費　等	各広域連合によって定めた被保険者均等割額と所得割率によって算定されている 給付費等の約10%を保険料として負担	給付費等の約50%を公費で負担 （公費の内訳） 国：都道府県：市町村　4：1：1 さらに、給付費等の約40%を後期高齢者支援金として現役世代が負担

（注1）後期高齢者医療制度の被保険者は、75歳以上の者及び65歳以上75歳未満の者で一定の障害にある旨の広域連合の認定を受けた者。（注2）現役並み所得者は、住民税課税所得145万円（月収28万円以上）以上または世帯に属する70～74歳の被保険者の基礎控除後の総所得金額等の合計額が210万円以上の者。ただし、収入が高齢者複数世帯で520万円未満若しくは高齢者単身世帯で383万円未満の者、及び旧ただし書所得の合計額が210万円以下の者は除く。特に所得の低い住民税非課税世帯とは、年金収入80万円以下の者等。（注3）国保組合の定率国庫補助については、健保の適用除外承認を受けて、平成9年9月1日以降新規に加入する者及びその家族については協会けんぽ並とする。（注4）加入者数は四捨五入により、合計と内訳の和とが一致しない場合がある。（注5）船員保険の保険料率は、被保険者保険料負担軽減措置（0.50%）による控除後の率。

出典：https://www.mhlw.go.jp/wp/hakusyo/kousei/19-2/kousei-data/siryou/sh0201.html

に満70歳に達している場合は1割)。ただし、70歳に達する日に属する月の翌日以降でも、標準報酬月額が28万円以上である現役並みの所得者は3割負担となっている。この一部負担金というよび方は、被保険者本人に使用され、被扶養者の場合には自己負担額とよぶ。

5. 保険診療と保険医療機関の指定

保険診療とは、健康保険法や国民健康保険法、高齢者の医療の確保に関する法律等に基づき、保険医療機関で行われる診療のことである。**保険医療機関**とは、健康保険を取り扱う診療を行うことを地方厚生局長に申請し、指定された医療機関であり、また、薬局の場合においても、医師からの処方せんによって保険による調剤を行う場合は同様の指定を受ける必要があり、これを保険薬局とよぶ。さらに保険医療機関や保険薬局で保険診療を行う医師、薬剤師は、**保険医**、または**保険薬剤師**として地方厚生局長により登録されていなければ保険診療を行うことができない。また、保険診療の内容は厚生労働大臣が定める「**保険医及び保険医療療養担当規則(療養担当規則)**」に定められており、その指針に合わない診療行為は、診療報酬点数表で定められた請求ができないとされている。これら保険医療機関または保険薬局は、指定を受けた日から起算して6年ごとに再指定の手続きをしなければその効力を失ってしまう。

6. 入院時食事療養費、入院時生活療養費

入院時食事療養費とは、保険医療機関に入院した際に、療養の給付とあわせて食事の給付が受けられる制度である。入院時食事療養費の額は、厚生労働大臣が定める基準にしたがって算出した額から、平均的な家計における食事を勘案して厚生労働大臣が定める標準負担額を控除した額となっている。また、それぞれの患者の病状に応じて必要な栄養量が与えられるとともに、食事の質の向上と患者サービスの改善を目的に特別食加算と食堂加算が設けられている。また、患者が追加の料金を支払うことで、特別メニューの食事が受けることもできる。

介護保険との均衡の観点から、療養病床に入院する65歳以上の高齢者に対して、食事療養並びに温度、照明および給水に関する適切な療養環境の形成である生活療養に要した費用について、保険給付として入院時生活療養費を支給されることとなった。入院時生活療養費の額は、生活療養に要する平均的な費用の額を勘案して算定した額から、平均的な家計における食費および光熱水費の状況等を勘案して厚生労働大臣が定める生活療養標準負担額を控除した額となっている。

7. 高額療養費

疾病やケガなどにより、病院等への長期入院や治療が長引く場合、また、高度な医療技術や高額薬剤などを用いた治療によって、医療費の自己負担額が高額となることがある。そのような場合において、患者の経済的負担を軽減するため、一定の金額(自己負担限度額)を超えた金額が保険者から払い戻される**高額療養費制度**がある。

この同一月内の医療費の自己負担限度額は、被保険者、被扶養者ともに年齢および所得に応じて算出される。また、高額療養費の自己負担限度額に達しない場合であっても、同一月内に同一世帯で合算して一定の自己負担限度額を超えた金額が支給される世帯合算や、同一世帯で1年間に3回以上高額療養費の支給を受けている場合は､4回目から自己負担限度額が変わる多数該当とよばれる仕組みがある。ただし、保険外併用療養費の差額部分や入院時食事療養費、入院時生活療養費の自己負担額は高額療養費の対象にはならない。

8. 混合診療と保険外併用療養費

混合診療とは、保険診療と私費による自由診療とを組み合わせる診療のことで、我が国においては禁止されている。もし、保険が適用されている診療を受けている途中に、追加で保険が適用されていない診療を受けると、保険が適用される診療も含めて医療費の全額が自己負担となる。このように混合診療を禁止する理由として、

① 医師が保険外の負担を求めることが一般化し、患者負担が不当に拡大する
② 安全性や有効性等が確認されていない医療が保険診療とあわせて実施される
③ 患者の支払能力の格差が医療内容の格差をもたらす
④ 保険診療が低い水準に固定される
⑤ 医療資源の配分効率を低下させる

などがある。ただし、保険外診療を受ける場合でも、厚生労働大臣の定める「評価療養」と「選定療養」については、保険診療との併用が認められており、通常の治療と共通する部分（診察・検査・投薬・入院料等）の費用は、一般の保険診療と同様に扱われ、その部分については一部負担金を支払うこととなり、残りの額は「**保険外併用療養費**」として健康保険から給付が行われる。

1）評価療養

評価療養とは、厚生労働大臣が定める高度の医療技術を用いた療養であって、将来的に保険給付の対象として認めるかどうかについて、適正な医療の効率化を図る観点から評価を行うことが必要な療養として厚生労働大臣が定めるものをいい、基礎的な部分を保険外併用療養費として保険給付する制度である。

（評価療養の種類）

・ 厚生労働大臣が定める先進医療
・ 医薬品の治験に係る診療
・ 医療機器の治験に係る診療
・ 医薬品医療機器等法に基づく承認後で保険（薬価基準）収載前の医薬品の使用
・ 医薬品医療機器等法に基づく承認後で保険収載前の医療機器の使用
・ 適応外の医薬品の使用（公知申請されたもの）
・ 適応外の医療機器の使用（公知申請されたもの）

2）選定療養

選定療養とは、患者の選択に委ねることが適当なサービスについて、患者が自ら選択して追加的な費用を自己負担しつつ、基礎的部分について療養費の支給を受けながら診療を受けることを認める制度である。

（選定療養の種類）

- 特別の療養環境の提供(差額ベッド)
- 予約診療
- 時間外診療
- 金属床総義歯
- 小児う歯の指導管理(う歯多発傾向を有しない 13 歳未満)
- 200 床以上の病院の未紹介患者の初診
- 200 床以上の病院の再診
- 制限回数を超える医療行為
- 180 日以上の入院

9．医療機関の種類と数

医療機関とは、医療法で定められた医療提供施設で、広義においては、病院、薬局、柔道整復師、施術所、訪問看護ステーション、二次検診、義肢採型指導医の機関であるが、狭義においては、病院、診療所、介護老人保健施設、調剤を実施する薬局その他の医療を提供する施設をいう。医療法において、病院とは、医師または歯科医師が医業または歯科医業を行う場所であって、患者 20 人以上の入院施設を有するものとされ、一般診療所とは、医師または歯科医師が医業または歯科医業を行う場所（歯科医業のみは除く）であって、患者の入院施設を有しないものまたは患者 19 人以下の入院施設を有するものと定義されている。さらに、病院のうち、人員配置基準、構造設備基準、管理者の責務等の要件を定め、この要件を満たした病院については、一般の病院とは異なる特定機能病院、地域医療支援病院などの名称独占を認めている。また、対象とする精神病患者、結核患者など患者の疾病の相違に着目して、一部の病床については、人員配置基準、構造設備基準の面で取り扱いを別にしている。

特定機能病院とは、大学医学部附属病院本院など、高度の医療の提供、高度の医療技術の開発および高度の医療に関する研修を実施する能力等を備えた病院として、第二次医療法改正において平成 5 年から制度化され、平成 29 年 (2017 年) 現在で 85 病院が承認されている。また、**地域医療支援病院**とは、平成 9 年の第 3 次医療法改正において制度化されたもので、かかりつけ医、かかりつけ歯科医を支援し、2 次医療圏単位で地域医療の充実を図る病院として、医療法に基づき都道府県知事から承認された病院である。

厚生労働省の医療施設調査・病院報告の種類別にみた施設数と病床数によると、令和元年 (2019 年) 10 月 1 日の病院数は 8,300 施設で、一般診療所が 102,616 施設、歯科診療所は 68,500 施設となっている。また、病床数では、病院が 1,529,215 床、うち一般病床が 887,847 床で、一般診療所は 90,825 床となっている。

表 4.3　種類別にみた施設数および病床数

各年 10 月 1 日現在

施設数	施設数		増減数	病床数	病床数		増減数
	令和元年 (2019)	平成 30 年 (2018)			令和元年 (2019)	平成 30 年 (2018)	
総数	179,416	179,090	326	総数	1,620,097	1,641,468	△ 21,371
病院	8,300	8,372	△ 72	病院	1,529,215	1,546,554	△ 17,339
精神科病院	1,054	1,058	△ 4	精神病床	326,666	329,692	△ 3,026
一般病院	7,246	7,314	△ 68	感染症病床	1,888	1,882	6
療養病床を有する病院（再掲）	3,662	3,736	△ 74	結核病床	4,370	4,762	△ 392
				療養病床	308,444	319,506	△ 11,062
				一般病床	887,847	890,712	△ 2,865
一般診療所	102,616	102,105	511	一般診療所	90,825	94,853	△ 4,028
有床	6,644	6,934	△ 290				
療養病床を有する一般診療所（再掲）	780	847	△ 67	療養病床(再掲)	7,882	8,509	△ 627
無床	95,972	95,171	801				
歯科診療所	68,500	68,613	△ 113	歯科診療所	57	61	△ 4
有床	20	21	△ 1				
無床	68,480	68,592	△ 112				

出所：厚生労働省資料を基に作成　https://www.mhlw.go.jp/toukei/saikin/hw/iryosd/19/

10. 薬局、薬店

薬局とは、薬剤師が常駐し調剤室で医師の処方せんに基づいて調剤する医療用医薬品や薬局製造販売医薬品を取り扱うことができる法律上の施設のことで、医師の処方がなくても購入できる **OTC 医薬品（要指導医薬品・一般用医薬品）**も販売できる。特に、健康保険の取り扱いができる薬局のことを保険薬局とよぶ場合が多く、調剤薬局も含めこれらは法律上の正式な名称ではない。一方で、薬店とは、店舗販売業の許可を得て、**要指導医薬品**（薬剤師のみ）、一般用医薬品（薬剤師はすべて、登録販売者は第二類・第三類）を販売することができる店舗のことで、医師の処方による調剤を行うことはできない。また、いわゆる**ドラッグストア**とは、法的には薬局として許可されている施設と、店舗販売業の許可をもって行っているものに分かれ、そのうち薬局としての許可をもって行っている場合、薬局の名前を使用することもできるが、通常は店舗名をそのまま使用し、店舗内に、薬局にあたる調剤コーナーを設けている場合が多い。また、医薬品医療機器等法上、薬剤師が駐在している間は、調剤や薬局製造販売医薬品、要指導医薬品、第一類医薬品を含むすべての一般用医薬品の取り扱いができる。すなわち、薬店は、店舗販売業の許可はあるが、常駐薬剤師と調剤室の条件を満たさない店舗であり、医薬品医療機器等法では、薬局以外には店名に薬局とつけてはならないので、これらの店舗は薬店となる。令和元年度末現在の薬局数は 60,171 施設で、前年度に比べ 588 施設（0.9%）増加している。

表 4.4　医薬品等営業許可･登録･届出施設数

各年度末現在

営業の種類	平成 24 年度 (FY2012)	平成 25 年度 (FY2013)	平成 26 年度 (FY2014)	平成 27 年度 (FY2015)	平成 28 年度 (FY2016)	平成 29 年度 (FY2017)	平成 30 年度 (FY2018)
総数	704,946	710,956	734,190	712,547	726,254	717,880	724,513
医薬品	145,516	140,860	140,526	138,135	136,714	135,130	133,960
医薬部外品	3,060	3,125	3,117	3,130	3,154	3,225	3,290
化粧品	6,955	7,115	7,101	7,224	7,286	7,412	7,575
医療機器	475,226	486,006	510,331	491,215	508,439	502,728	509,802
体外診断用医薬品 1)	…	…	…	335	357	346	350
再生医療等製品 1)	…	…	…	458	730	865	926
毒物劇物	74,189	73,850	73,115	72,050	69,574	68,174	68,610

資料：政策統括官（統計・情報政策担当）「衛生行政報告例」
注：平成 27 年度から，「医薬品等営業許可・届出施設数」は「医薬品等営業許可・登録・届出施設数」になった。
1）平成 26 年度以前は「体外診断用医薬品」及び「再生医療等製品」を項目として把握していない。

出所：厚生労働省　厚生統計要覧（令和２年度）　https://www.mhlw.go.jp/toukei/youran/indexyk2_4.html

11. 医療従事者数

2018 年 12 月現在の医師数は 327,210 人で、男性が 255,452 人（総数の 78.1%）、女性が 71,758 人（同 21.9%）となっている。医師数を 2016 年と比べると 7,730 人増加（2.4%）している。また、人口 10 万対医師数は 258.8 人となっている。そして、2018 年 12 月現在の歯科医師数は 104,908 人で、男性が 79,611 人（総数の 75.9%）、女性が 25,297 人（同 24.1%）となっており、2016 年と比べると 375 人、0.4%増加している。なお、人口 10 万対歯科医師数は 83.0 人であった。さらに、2018 年現在における薬剤師数は 311,289 人で、男性が 120,545 人（総数の 38.7%）、女性が 190,744 人（同 61.3%）となっている。これは 2016 年と比べると 9,966 人、3.3%増加であった。また、人口 10 万対薬剤師数は 246.2 人で、2016 年に比べ 8.8 人増加している。

	医師数（人）	増減率（%）	人口10万対（人）
昭和 57年 (1982)	167 952	…	141.5
59 ('84)	181 101	7.8	150.6
61 ('86)	191 346	5.7	157.3
63 ('88)	201 658	5.4	164.2
平成 2年 ('90)	211 797	5.0	171.3
4 ('92)	219 704	3.7	176.5
6 ('94)	230 519	4.9	184.4
8 ('96)	240 908	4.5	191.4
10 ('98)	248 611	3.2	196.6
12 (2000)	255 792	2.9	201.5
14 ('02)	262 687	2.7	206.1
16 ('04)	270 371	2.9	211.7
18 ('06)	277 927	2.8	217.5
20 ('08)	286 699	3.2	224.5
22 ('10)	295 049	2.9	230.4
24 ('12)	303 268	2.8	237.8
26 ('14)	311 205	2.6	244.9
28 ('16)	319 480	2.7	251.7
30 ('18)	327 210	2.4	258.8

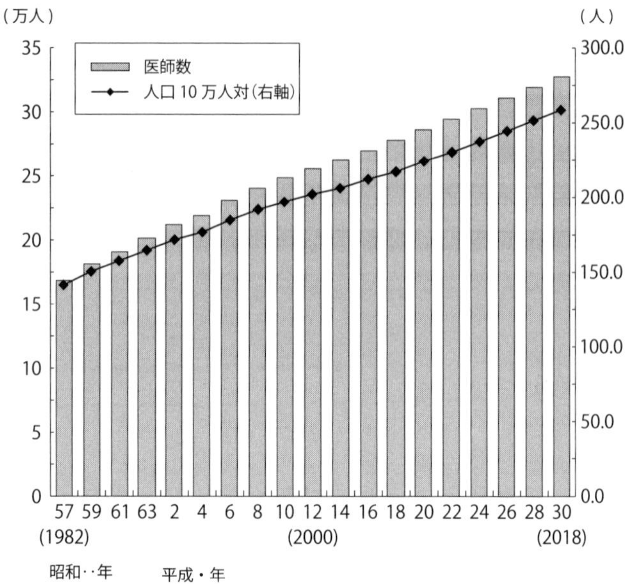

図4.2　医師数の年次推移

	歯科医師数（人）	増減率（%）	人口10万対（人）
昭和 57年 (1982)	58 362	…	49.2
59 ('84)	63 145	8.2	52.5
61 ('86)	66 797	5.8	54.9
63 ('88)	70 572	5.7	57.5
平成 2年 ('90)	74 028	4.9	59.9
4 ('92)	77 416	4.6	62.2
6 ('94)	81 055	4.7	64.8
8 ('96)	85 518	5.5	67.9
10 ('98)	88 061	3.0	69.6
12 (2000)	90 857	3.2	71.6
14 ('02)	92 874	2.2	72.9
16 ('04)	95 197	2.5	74.6
18 ('06)	97 198	2.1	76.1
20 ('08)	99 426	2.3	77.9
22 ('10)	101 576	2.2	79.3
24 ('12)	102 551	1.0	80.4
26 ('14)	103 972	1.4	81.8
28 ('16)	104 533	0.5	82.4
30 ('18)	104 908	0.4	83.0

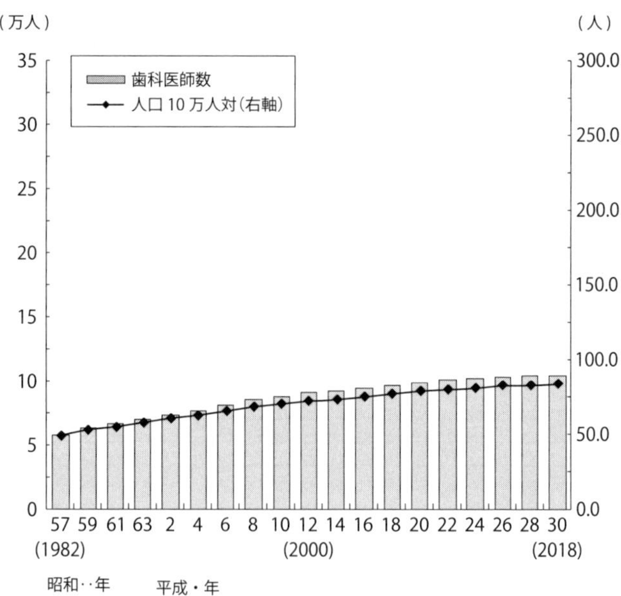

図4.3　歯科医師数の年次推移

	薬剤師数（人）	増減率（%）	人口10万対（人）
昭和 57 年 (1982)	124 390	…	104.8
59 ('84)	129 700	4.3	107.9
61 ('86)	135 990	4.8	111.8
63 ('88)	143 429	5.5	116.8
平成 2 年 ('90)	150 627	5.0	121.9
4 ('92)	162 021	7.6	130.2
6 ('94)	176 871	9.2	141.5
8 ('96)	194 300	9.9	154.4
10 ('98)	205 953	6.0	162.8
12 (2000)	217 477	5.6	171.3
14 ('02)	229 744	5.6	180.3
16 ('04)	241 369	5.1	189.0
18 ('06)	252 533	4.6	197.6
20 ('08)	267 751	6.0	209.7
22 ('10)	276 517	3.3	215.9
24 ('12)	280 052	1.3	219.6
26 ('14)	288 151	2.9	226.7
28 ('16)	301 323	4.6	237.4
30 ('18)	311 289	3.3	246.2

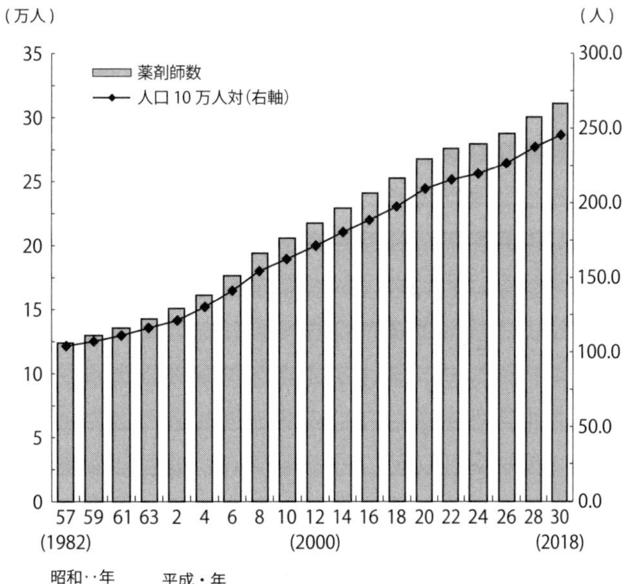

図 4.4 薬剤師数の年次推移

第 5 章　診療報酬制度

1. 診療報酬制度

診療報酬制度とは、保険医療機関や保険薬局等において療養の給付として提供された医療サービスの対価として、患者または保険者から報酬を受け取る制度である。我が国の診療報酬制度の歴史は、戦前の 1929 年（昭和 4 年）に日本医師会・歯科医師会と国とによる診療契約により、被保険者ひとり当たり一定額を毎年協議して決める人頭請負払い方式から近代化の道を歩み始める。戦後になって、GHQ の指導により、それまで保険制度に関連する医療費・診療費の決定、および医療機関への支払い代行を日本医師会が行っていたものを、政府管掌健康保険や船員保険、共済組合は社会保険協会に、健康保険は健康保険組合連合会（健保連）に、国民健康保険は国民健康保険団体連合（国保連）に委譲され、1959 年にはこれまでは無保険だった国民（当時の約 9,100 万人）の 3 割程度にあたる約 3,000 万人をカバーする新国民健康保険法が施行され、1961 年（昭和 36 年）に現在の国民皆保険制度が完成した。

診療報酬は、医師や薬剤師、看護師などの医療従事者によって提供された技術やサービスの対価として支払われる報酬、すなわち診療報酬本体と、医薬品や医療材料などモノの対価として支払われる報酬、すなわち薬価等がある。そして診療報酬額は、医科診療報酬点数表、診断群分類点数表、歯科診療報酬点数表、調剤報酬点数表や**薬価基準**、材料価格基準として定められており、**1 点あたり 10 円で算出され**、全国一律の公定価格である。

これら診療報酬の内容と額は原則 2 年ごとに見直しが行われて、その手続きは厚生労働大臣が諮問した**中央社会保険医療協議会（中医協）**で検討され、その答申を踏まえ厚生労働大臣が告示する。また、薬価などのモノの価格評価については、従来 2 年に一度の見直しであったが、薬価制度の抜本改革に向けた基本方針に基づき、実勢価格や量をより早く反映する観点から毎年見直すことが検討されている。また、診療報酬の支払い方法には、出来高払い方式と包括払い方式がある。**出来高払い方式**とは、患者ごとに提供された医療サービスを単価ごとに積み上げて計算し、その合計点数を請求する方式である。それに対し、**包括払い方式**とは、提供された医療サービス内容にかかわらず、一入院あたり、または 1 日あたりとして定められた診療報酬が支払われる方式である。

診療報酬請求の仕組みは図 5.1 のとおりである。

① 被保険者は、加入している保険者に保険料を毎月支払い、被保険者証（受給者証）の交付を受ける。

② 被保険者または、扶養家族である被扶養者が病気やケガ等により保険医療機関を受診する場合、保険医療機関の窓口に被保険者証を提示し、保険医の診察や医薬品などの現物サービス（療養の給付）を受ける。また、被保険者または、扶養家族は、かかった診療報酬に対して

定められた一部負担金（1～3割）を支払う。

③ 保険医療機関は、残りの診療報酬（7割～9割）を、1カ月ごとに患者別の診療報酬明細書（レセプト）を作成し、翌月10日までに審査支払機関（社会保険診療報酬支払基金、国民健康保険団体連合会）に請求する。また、審査支払機関は、保険医療機関等から提出された診療報酬明細書（レセプト）の請求内容が適正なものであるかの審査も行う。

④ 審査支払機関は、審査済の診療報酬明細書（レセプト）を送付して診療報酬を各医療保険者へ請求する。

⑤ 各医療保険者は、審査支払機関へ被保険者が病気やケガで要した医療費を診療報酬として審査支払機関へ支払う。

⑥ 審査支払機関は、決定した診療報酬を保険医療機関へ支払う。

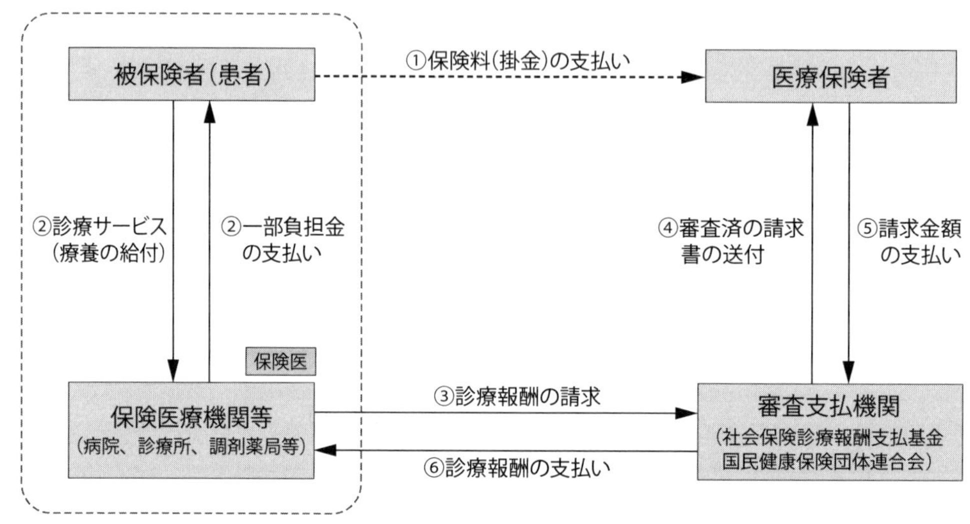

図5.1　保険診療の流れ

出所：厚生労働省
http://www.mhlw.go.jp/stf/seisakunitsuite/bunya/kenkou_iryou/iryouhoken/iryouhoken01/index.html

2. 政策誘導としての診療報酬

我が国の保険医療機関や保険薬局における収入の大部分は診療報酬によるものである。診療報酬は、医療従事者の人件費や医薬品等の購入費、施設の維持・管理費など保険医療機関を運営するための原資となっており、診療報酬改定の影響は保険医療機関の経営に大きな影響を与え、各医療機関や薬局はその報酬改定に応じた行動をとる。このことから、診療報酬制度は医療サービスの対価としてのみではなく、保険医療機関等に対する政策誘導のインセンティブとしての役割ももっている。すなわち、保険医療機関等は、診療報酬点数が上昇した医療行為や新たに収載された医療行為には積極的になるが、診療報酬点数が下降した医療行為には消極的になる傾向がある。特に、入院医療収入の中心となる一般病床の入院基本料には、医師の診察料や看護師の看護料など、医学的管理、看護、寝具類等が所定点数に含まれており、入院1日あたりの医療サービス全体に対する報酬である。また、現在の入院基本料は、看護職員数を手厚く配置し、平均在院日数を短くすることにより、得られる報酬が高くなるインセンティブが設定されている。とりわけ、看護職員1人に対する入院患者数を配置基準として、「7対1」や「10対1」といった、入院患者数に対する看護職員の配置人数が多いほど高い報酬が得られる仕組みとなっている。特に、**7対1入院基本料**は、2006年度（平成18年度）診療報酬改定において、より重症な入院患者に対して十分な医療を提供することを目的に政策導入されたが、大規模な公的病院が診療報酬点数の高い7対1入院基本料算定を目指して、看護職員の大規模な採用活動を展開したため、給与や福利厚生などの待遇面で見劣りする医療機関において看護職員が不足するという事態となった。その結果、看護人材の確保が困難となり、配置基準を満たすことができなくなった病院で、病棟閉鎖や入院患者の受け入れの制限などに陥ることとなった。そこで、7対1入院基本料の届出病床の適正化を目的として、算定要件に重症度・看護必要度の基準に該当する患者割合が導入された。これは7対1入院基本料を届け出ている病床の入院患者を対象に、重症度や看護必要度を評価し、一定基準を満たすことができない病床においては、7対1入院基本料の算定が困難となり、10対1入院基本料へ移行することにより、看護師の適正配置に繋がることが期待され、今後は重症度の高い患者数の割合基準を上昇させることで移行を促進する方向にある。

3. 重症度、医療・看護必要度

看護必要度は、主に手厚い看護が必要な入院病棟において、看護へのニーズの必要量という視点から客観的数値で可視化した評価ツールである。この看護必要度を導入することによって、現場の看護師が患者の求める看護ニーズに応じた適切な看護サービスの供給体制を算出でき、結果として看護の質の向上に役立つメリットがある。我が国の看護必要度は、1996年から国立保健医療科学院の筒井孝子によって、現場で働く看護師の意見と詳細な患者の実態データから数学的に患者の看護必要度を推計するモデルが開発され、その後、2002年度から、特定集中治療室管理料を算定する治療室に初めて導入され、2008年度からは、7対1入院基本料に拡大され、2014年度からは、名称が重症度、医療・看護必要度と改められるとともに、評価項目が改定され、現在、広く病院内で用いられている。具体的には、医学的な検査や処置等の必要性を示すA項目と、患者の日常生活機能（ADL）を示すB項目より構成され、2014年度の要件は、A項目（モニタリングおよび処置等）として、創傷処置、呼吸ケア、点滴ライン同時3本以上の管理、心電図モニターの管理、シリンジポンプの管理、輸血や血液製剤の管理、専門的な治療・処置（抗悪性腫瘍剤の使用、麻薬の使用、放射線治療、免疫抑制剤の管理等）に関して「あり」を1～2点、「なし」を0点で点数化し、B項目（患者の状態等）では、寝返り、起き上がり、座位保持、移乗、口腔清潔、食事摂取、衣服の着脱について、「できる」から「できない」を0点～2点で点数化している。

表5.1　一般病棟用の重症度、医療・看護必要度に係る評価票

A	モニタリングおよび処置等	0点	1点	2点
1	創傷処置 （①創傷の処置（褥瘡の処置を除く）、②褥瘡の処置）	なし	あり	−
2	呼吸ケア（喀痰吸引のみの場合を除く）	なし	あり	−
3	点滴ライン同時3本以上の管理	なし	あり	−
4	心電図モニターの管理	なし	あり	−
5	シリンジポンプの管理	なし	あり	−
6	輸血や血液製剤の管理	なし	あり	−
7	専門的な治療・処置 （①抗悪性腫瘍剤の使用（注射剤のみ）、 ②抗悪性腫瘍剤の内服の管理、 ③麻薬の使用（注射剤のみ）、 ④麻薬の内服、貼付、坐剤の管理、 ⑤放射線の治療、⑥免疫抑制剤の管理、 ⑦昇圧剤の使用（注射剤のみ）、 ⑧抗不整脈剤の使用（注射剤のみ）、 ⑨抗血栓塞栓薬の持続点滴の使用、 ⑩ドレナージの管理、⑪無菌治療室での治療）	なし	−	あり
8	救急搬送後の入院（2日間）	なし	−	あり

B	患者の状況等	0点	1点	2点
9	寝返り	できる	何かにつかまればできる	できない
10	移乗	介助なし	一部介助	全介助
11	口腔清潔	介助なし	介助あり	−
12	食事摂取	介助なし	一部介助	全介助
13	衣服の着脱	介助なし	一部介助	全介助
14	診療・療養上の指示が通じる	はい	いいえ	−
15	危険行動	ない	−	ある

C	手術等の医学的状況	0点	1点
16	開頭手術（7日間）	なし	あり
17	開胸手術（7日間）	なし	あり
18	開腹手術（5日間）	なし	あり
19	骨の手術（5日間）	なし	あり
20	胸腔鏡・腹腔鏡手術（3日間）	なし	あり
21	全身麻酔・脊椎麻酔の手術（2日間）	なし	あり
22	救命等に係る内科的治療（2日間） （①経皮的血管内治療 ②経皮的心筋焼灼術等の治療 ③侵襲的な消化器治療）	なし	あり

［各入院料・加算における該当患者の基準］

対象入院料・加算	基準
一般病棟用の重症度、医療・看護必要度	・A得点2点以上かつB得点3点以上 ・A得点3点以上 ・C得点1点以上
総合入院体制加算	・A得点2点以上 ・C得点1点以上
地域包括ケア病棟入院料 （地域包括ケア入院医療管理料を算定する場合も含む）	・A得点1点以上 ・C得点1点以上
回復期リハビリテーション病棟入院料1	・A得点1点以上

出所：厚生労働省

このように、看護必要度の評価は、不足している看護師を看護ニーズの量に応じて適正な配置を促すツールとして導入されたが、最近では、国策として進める急性期病床削減のためのハードルとして用いられるようになっている。具体的には、2016年度の診療報酬の改定で、急性期病床の条件のひとつである7対1入院基本料の要件として重症度、医療・看護必要度に主に術後患者を評価する項目としてC項目が新設され、またA項目に救急搬送後（2日間）の患者および無菌治療室での治療（専門的な治療・処置に追加）を評価する項目、B項目から「起き上がり」「座位保持」が削除され、新たに「危険行動」「診療・療養上の指示が通じる」の認知症を評価する項目が加えられた。さらに、重症度、医療・看護必要度の患者比率が200床以上の病院で15%から25%に引き上げられる一方、対象患者比率の要件が「A項目2点以上かつB項目1点以上」「A項目3点以上」「C項目1点以上」に拡大された。これによって、7対1入院基本料を届け出ている病床において、必ずしも手厚い看護配置を必要としない場合は、病棟の再編を行い、看護組織をニーズに合った機能へと転換が迫られることになる。

このように重症度、医療・看護必要度の評価の重要性の高まりに伴い、看護組織内でその指導者研修が行われるようになった。この研修では、重症度、医療・看護必要度のA項目とB項目をもれなく評価し記載するための必要な知識と具体的な評価方法を学び、それらを院内のスタッフに指導できるリーダーの養成を目的としている。また、2016年（平成28年）10月からは重症度、医療・看護必要度のデータを厚生労働省に提出することが求められることになった。この義務化の背景には各病院における重症度、医療・看護必要度が実態より過剰に評価されているのではとの指摘があり、看護師の適正配置と質の向上のためにも、指導者研修等を通じて適切な評価を行う看護組織の構築が求められている。

4. DPC（診断群分類）とは

DPC（Diagnosis Procedure Combination：**診断群分類**）とは、2003年（平成15年）4月から全国82の特定機能病院等（大学病院本院、国立がん研究センター中央病院、国立循環器病センター）に導入された「病名（診断）」と「提供されたサービス（治療・処置）」の「組み合わせ」によって、さまざまな状態の患者を分類するツール（方法）である。この中心的な開発者である松田晋哉は、DPCの最も重要な目的を「平均在院日数や手術前日数、あるいは死亡退院率などの臨床の質に関する指標や、医療経営の状況に関する施設間の比較がより高い精度をもって可能になり、このような施設間比較、すなわち**ベンチマーキング**を通して、医療における臨床および経営の両面における質の改善を図っていこうとすること」と述べている。また、DPC対象病院には、厚生労働省へのデータ提出が義務付けられており、包括評価の対象患者の診療データを定型フォーマットに準じて作成し、各医療機関から提出されたデータは、これまで不十分であった我が国の病院診療に係る診療情報集積の枠組みとして着実な成果を上げ、DPC対象病院間のベンチマークや国の医療政策立案と評価の基盤としても極めて重要なものとなっている。

このDPCに基づいた診療報酬の支払制度は、DPC/PDPS（Diagnosis Procedure Combination/Per-Diem Payment System：**診断群分類に基づく診療報酬包括払い制度**）とよばれ、その対象病院は段階的に拡大され、2017年（平成29年）4月時点において、1,664病院483,747床となり、我が国の全一般病床の約55%を占めており、急性期入院医療における診療報酬制度の中心的な枠組みとなっている。

DPCと類似した「診断群分類」としてアメリカで開発されたDRG（Diagnosis Related Groups）があるが、DRGは最初に臓器分類に相当するMDC（Major Diagnosis Categories：**主要診断群**）で分類を行い、次に手術の有無で分類を行い、手術が行われた場合は手術の種類、手術が行われなかった場合は主病名で分類するのに対し、DPCは最初に入院期間中に医療資源を最も投入した傷病名によってMDCで分類を行い、次いで入院期間中に提供された手術、処置、化学療法、放射線療法などの診療行為によって分類する仕組みとなっており、両者は分類手法の概念で異なるものである。また、アメリカのDRG/PPS（Prospective Payment System）は1入院当たりの包括評価であるのに対し、我が国のDPC/PDPSは1日当たり包括評価となっている。なお、DPCが診療報酬の包括支払いを目的とするものだとする誤解があるが、投入された医療資源の上で同質的な疾病をグループ化することにより分類する方法である点に注意する必要がある。

5. 1日当たりの包括払い方式

DPC/PDPSによる診療報酬の算定方法は、包括評価部分と出来高評価部分に分かれている。包括評価部分は**ホスピタルフィー的要素**（医療機関の運営コスト等入院医療における基本的費用に対する報酬）であり、出来高評価部分は**ドクターフィー的要素**（医師による疾病の診断や治療等、医師の技術料部分に当たるサービス費用に対する報酬）の2つの意味で支払われる。

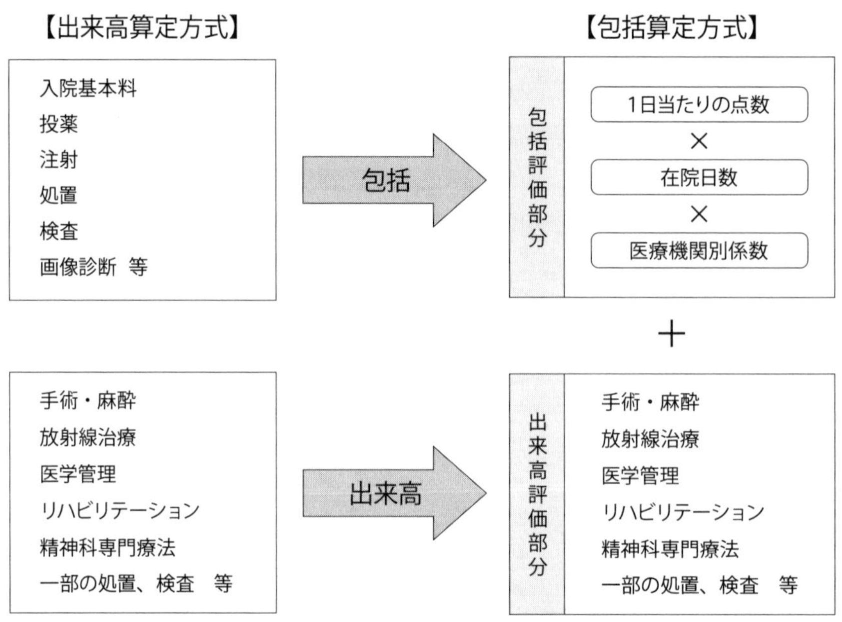

図5.2　DPC/PDPSの包括評価部分と出来高評価部分

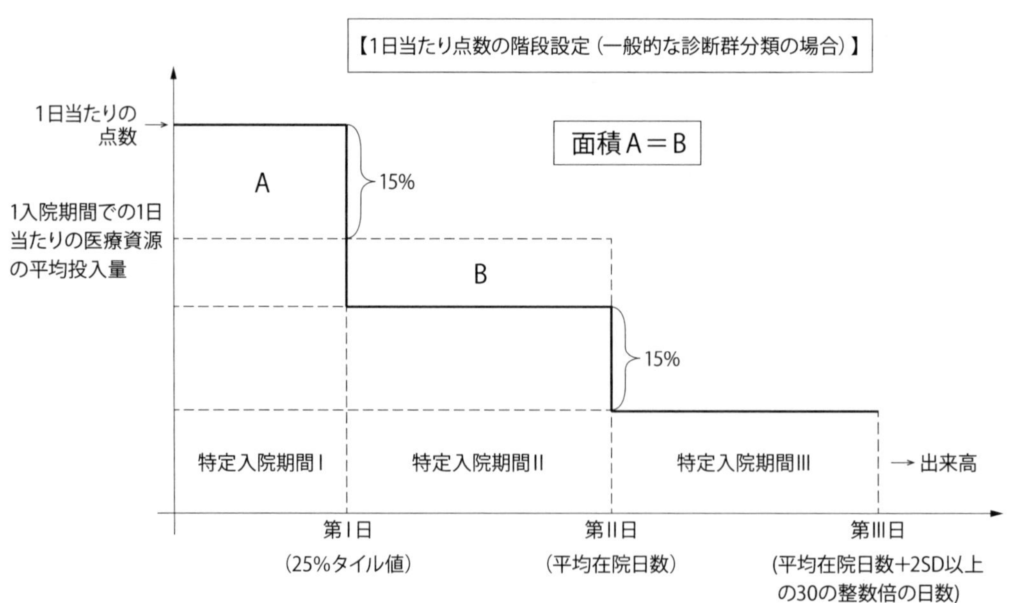

図5.3　DPC/PDPSによる入院1日当たりの点数の3段階の逓減期間

具体的には、出来高評価部分は1,000点以上の処置料、手術料、麻酔料、手術や麻酔で用いた薬剤や医療材料等が対象となり、包括評価部分は投薬料（退院時処方除く）、注射料、検査料、画像診断料、入院基本料等はDPCごとに決められた1日あたりの診療報酬額として支払われる。

さらに、入院医療の必要度が低い患者の入院を是正するインセンティブを与えるために、1 日当たりの診療報酬額は入院期間によって支払い点数に、入院期間 I（各 DPC の 25 パーセンタイル値に相当する在院日数まで）、入院期間 II（入院期間 I を超え平均在院日数まで）、入院期間 III（入院期間 II を超え平均在院日数＋2×標準偏差まで）の 3 段階の逓減性が採用されている。加えて、包括評価における 1 日当たりの診療報酬額に病院機能の違い等を反映させた医療機関別係数（指数）が病院ごとに設定されており、機能が高い病院ほど 1 日当たり包括診療報酬は高くなることから、各病院組織は、国の政策誘導に適応したマネジメントを実行する必要がある。

6. DPC データ

DPC は、2020 年（令和 2 年）4 月時点において 502 傷病 4,557 分類があり、そのすべてに 14 桁の DPC コード（診断群分類番号）が付与されており、このうち 2,260 の診断群分類に対して入院 1 日当たりの包括点数が設定されている。DPC コード 14 桁の配列にはそれぞれ意味があり、最初の 6 桁は、入院期間中に最も医療資源を投入した傷病名に対し ICD-10（国際疾病分類第 10 版）を用いてコーディングを行い、その ICD-10 コードが定義されている DPC 分類コードに紐づけられる仕組みである。7 桁目以降は、入院期間中に提供された手術や処置、重症度や副傷病名の有無により 14 桁のコードが決定される仕組みとなっている（図 5.4）。

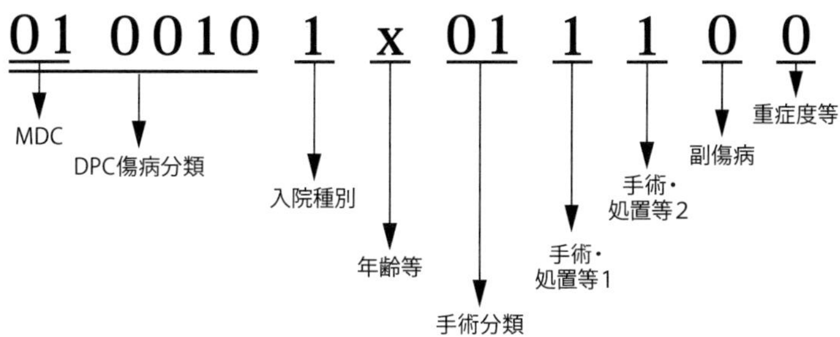

図 5.4　DPC コード 14 桁の意味

DPC 参加病院は、DPC 導入の影響評価に係る調査により、厚生労働省に匿名化された患者情報や診療報酬の算定情報など、統一された形式で作成したデータの提出が義務付けられている。これらのデータは、匿名化された患者情報や診療行為等の情報であり、簡易版の退院サマリーである「様式 1」、診療明細情報と診療行為情報の「EF 統合ファイル」、包括診療明細情報の「D ファイル」、重症度、看護必要度の評価情報である「H ファイル」がある。すなわち「様式 1」の基本情報と臨床情報に「EF 統合ファイル」からの「いつ」「何を」「どれほど」行ったかの情報を加え、さらに「D ファイル」から収支を分析することによって、診療や経営の質のマネジメントがデータに基づく科学的なものにできる。また、全国の病院から提出されたこれらのデータは、現診断群分類の妥当性の検証と新たな診断群分類の開発等に用いられ、加えて医療政策の基礎データや研究にも用いられている。

表 5.2　DPC 導入の影響評価に係る調査における各様式

様式 1	主病名、入院の目的、手術術式等で匿名化された情報
様式 3	病床数、入院基本料等に係る加算の算定状況等
様式 4	医科保険診療以外の診療の有無に係る情報
EF 統合ファイル	医科点数表に基づく出来高による診療報酬の算定情報で、匿名化された情報
D ファイル	診断群分類点数表により算定する患者の包括評価点数、医療機関別係数等に関する請求情報で匿名化された情報
H ファイル	重症度、看護必要度に係る評価票の各評価項目の点数

第 6 章　介護保険制度

1. 介護保険制度創設の背景と目的

社会保険制度の 1 つである**介護保険制度**の創設前は、親の介護はその子や家族が行うものとされていた。しかし、高齢化が進むにつれ、介護を必要とする高齢者の増加や核家族化の進行、老々介護や介護離職などが社会問題となるなど、これまで要介護者を支えてきた家族をめぐる環境も変化したことに対して、家族の負担を軽減し、介護を社会全体で支える仕組みとして 2000 年に介護保険制度が施行された。制度の基本的な考え方は、自立支援、利用者本位、社会保険方式の 3 つであり、自立支援とは、単に介護を要する高齢者の身の回りの世話をするということを超えて、高齢者ができるだけ自立した生活を送れるよう支援することであり、利用者本位とは、利用者の選択により、多様な主体から保健医療サービスや福祉サービスを総合的に受けられることである。

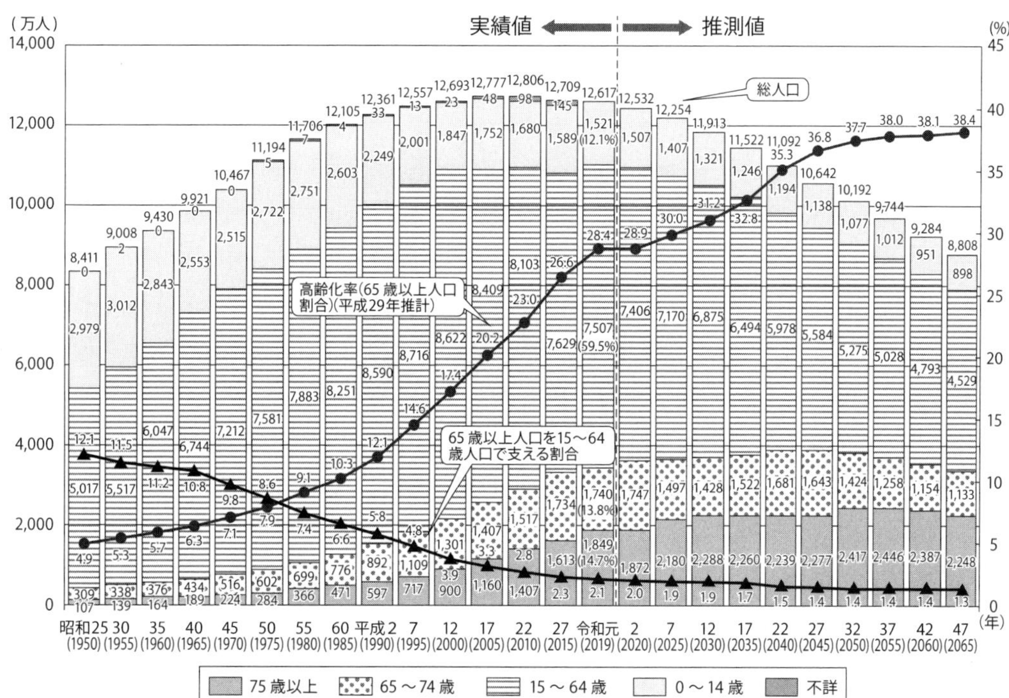

資料：棒グラフと実線の高齢化率については、2015 年までは総務省「国勢調査」、2019 年は総務省「人口推計」（令和元年 10 月 1 日確定値）、2020 年以降は国立社会保障・人口問題研究所「日本の将来推計人口（平成 29 年度推計）」の出生中位・死亡中位仮定による推計結果。

（注 1）2019 年以降の年齢階級別人口は、総務省統計局「平成27年国勢調査　年齢・国籍不詳をあん分した人口（参考表）」による年齢不詳をあん分した人口に基づいて算出されていることから、年齢不詳は存在しない。なお、1950年～2015年の高齢化率の算出には分母から年齢不詳を除いている。ただし、1950年および 1955年において割合を算出する際は、（注 2）における沖縄県の一部の人口を不詳には含めないものとする。

（注 2）沖縄県の昭和25年70 歳以上の外国人136 人（男 55人、女 81人）および昭和 30 年 70 歳以上 23,328 人（男 8,090 人、女 15,238 人）は 65 ～ 74 歳、75 歳以上の人口から除き、不詳に含めている。

（注 3）将来推計人口とは、基準時点までに得られた人口学的データに基づき、それまでの傾向、趨勢を将来に向けて投影するものである。基準時点以降の構造的な変化等により。推計以降に得られる実績や新たな将来推計との間には乖離が生じうるものであり、将来推計人口はこのような実績等を踏まえて定期的に見直すこととしている。

出所：https://www8.cao.go.jp/kourei/whitepaper/w-2020/html/zenbun/s1_1_1.html

図 6.1　高齢化の推移と将来推計

また、財源には給付と負担の関係が明確な社会保険方式を採用した。その結果、制度創設当初の 2000 年は 218 万人であった**要介護・要支援認定者数**は、2016 年 4 月現在では 622 万人と約 2.85 倍になっており、介護保険制度は着実に社会に定着してきている。

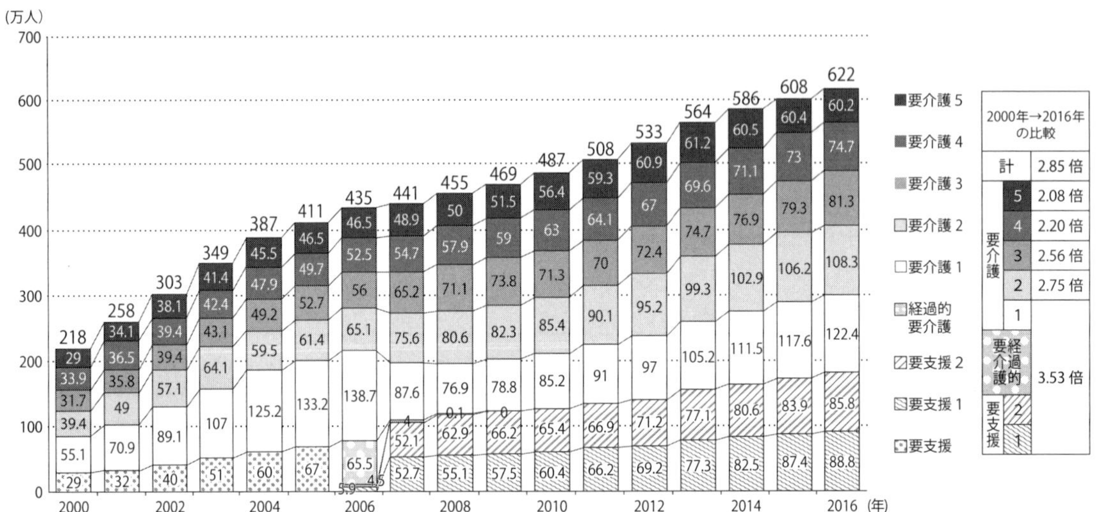

注 1）各年 4 月末日の実績値
注 2）2006 年より、「要支援」から「要支援 1」、「要支援 2」に区分された。
注 3）2011 年は、陸前高田市、大槌町、女川町、桑折町、広野町、楢葉町、富岡町、川内村、大熊町、双葉町、浪江町は含まれていない。
注 4）2012 年は、楢葉町、富岡町、大熊町は含まれていない。

図 6.2　要介護度別認定者数の推移

出典：厚生労働省　介護保険事業状況報告

介護保険制度の目的は、加齢に伴って生ずる心身の変化に起因する疾病等により**要介護状態**となり、入浴、排せつ、食事等の介護、機能訓練並びに看護および療養上の管理その他の医療を要する者等について、これらの者が尊厳を保持し、その有する能力に応じ自立した日常生活を営むことができるよう、必要な保健医療サービスおよび福祉サービスに係る給付を行うため、国民の共同連帯の理念に基づき介護保険制度を設け、その行う保険給付等に関して必要な事項を定め、もって国民の保健医療の向上および福祉の増進を図ることを目的とし、介護が必要になった場合に、かかった費用の 1 割または 2 割を自身が負担することにより、介護サービス事業者の提供するサービスを受けることができるものである。

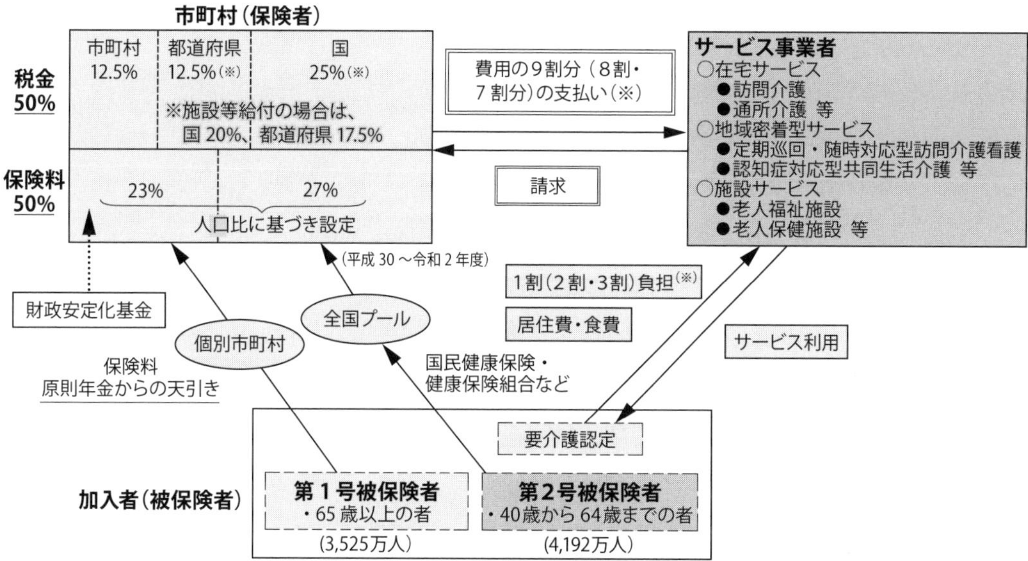

（注）第1号被保険者の数は、「介護保険事業状況報告年報」によるものであり、平成30年度末現在の数である。
第２号被保険者の数は、社会保険診療報酬支払基金が介護給付費納付金額を確定するための医療保険者からの報告によるものであり、平成30年度内の月平均値である。
（※）一定以上所得者については、費用の２割負担（平成27年8月施行）または３割負担（平成30年8月施行）。

出所：https://www.mhlw.go.jp/content/000801559.pdf

図 6.3 介護保険制度の仕組み

2. 保険者と被保険者

介護保険制度の保険者は、市町村および特別区（以下「市町村」という。広域連合を設置している場合は広域連合）が運営主体となり、国と都道府県は、財政面および事務面から市町村を支援する体制となっている。一方の被保険者は、40 歳以上の者が対象となるが、65 歳以上の**第 1 号被保険者**と、40 歳から 64 歳までの**第 2 号被保険者**に分けられる。介護保険サービスについては、65 歳以上の第 1 号被保険者は要支援・要介護状態となったときにサービスが受けられるが、40～64 歳の者は原則介護サービスを受けることはできず、特定疾病が原因で要支援・要介護状態となったときに限り受けることができる。

表 6.1 介護保険制度における被保険者と受給要件等

	第1号被保険者	第2号被保険者
対象者	65歳以上	40 歳以上 65 歳未満の医療保険加入者
受給要件	要介護状態 要介護支援状態	加齢に起因する特定疾病により要介護状態や要介護支援状態
保険料の徴収	市町村が徴収 65歳になった月から徴収開始	医療保険者が医療保険の保険料とともに徴収 40歳になった月から徴収開始

これは、40歳から64歳までの人は、介護する側の負担の増加や本人も老化に起因する疾病により介護が必要となる可能性が高くなることから、40歳以上の人が介護保険料を負担している。

40歳から介護サービスが受けられる特定疾病とは、心身の病的加齢現象との医学的関係があると考えられる疾病であって、

① 65歳以上の高齢者に多く発生しているが、40歳以上65歳未満の年齢層においても発生が認められる等、罹患率や有病率等について加齢との関係が認められる疾病であって、その医学的概念を明確に定義できるもの。

② 3〜6カ月以上継続して要介護状態または要支援状態となる割合が高いと考えられる疾病の要件をも満たすもの。

である。具体的には、介護保険制度における要介護認定の際の運用を容易にする観点から、個別疾病名を列記している。

表6.2 介護保険制度における特定疾病

1	がん(がん末期)	9	脊柱管狭窄症
2	関節リウマチ	10	早老症
3	筋萎縮性側索硬化症	11	多系統萎縮症
4	後縦靱帯骨化症	12	糖尿病性神経障害、糖尿病性腎症および糖尿病性網膜症
5	骨折を伴う骨粗鬆症	13	脳血管疾患
6	初老期における認知症	14	閉塞性動脈硬化症
7	進行性核上性麻痺、大脳皮質基底核変性症およびパーキンソン病	15	慢性閉塞性肺疾患
8	脊髄小脳変性症	16	両側の膝関節または股関節に著しい変形を伴う変形性関節症

3. 財源

介護保険は、単に介護を要する高齢者の身の回りの世話をするということだけではなく、高齢者の自立を支援することを理念としているため、利用者の選択により、多様な主体から保健医療サービス、福祉サービスを総合的に受けられる制度としている。よって、その財源は、給付と負担の関係が明確な社会保険方式を採用し、2016年度は全体の財政規模が9.6兆円となっている。その内訳は、被保険者から徴収した保険料が50%、そのうち第1号被保険者の保険料が2.1兆円で全体の22%、第2号被保険者の保険料が2.7兆円で全体の28%となっている。残りの50%は公費(国が25%、都道府県が12.5%、市町村が12.5%)で賄われている。給付率は、介護サービス費用の9割(所得が一定水準以上の高齢者は8割)が保険から支払われ、自己負担は1割(所得が一定水準以上の高齢者は2割)となっている。

保険料の徴収は、健康保険に加入する第2号被保険者は、健康保険の保険料と一体的に徴収され、介護保険料においても医療保険料と同様に、原則、被保険者と事業主で1/2ずつ負担する。一方で国民健康保険に加入している第2号被保険者は、国民健康保険の保険料と一体的に徴収される。第1号被保険者の保険料は、年金から自動的に天引きされ納入される。

4. 要介護の申請から認定までの流れ

市町村は、第1号被保険者から保険料を徴収するとともに、被保険者からの申請があれば要介護認定を行う。

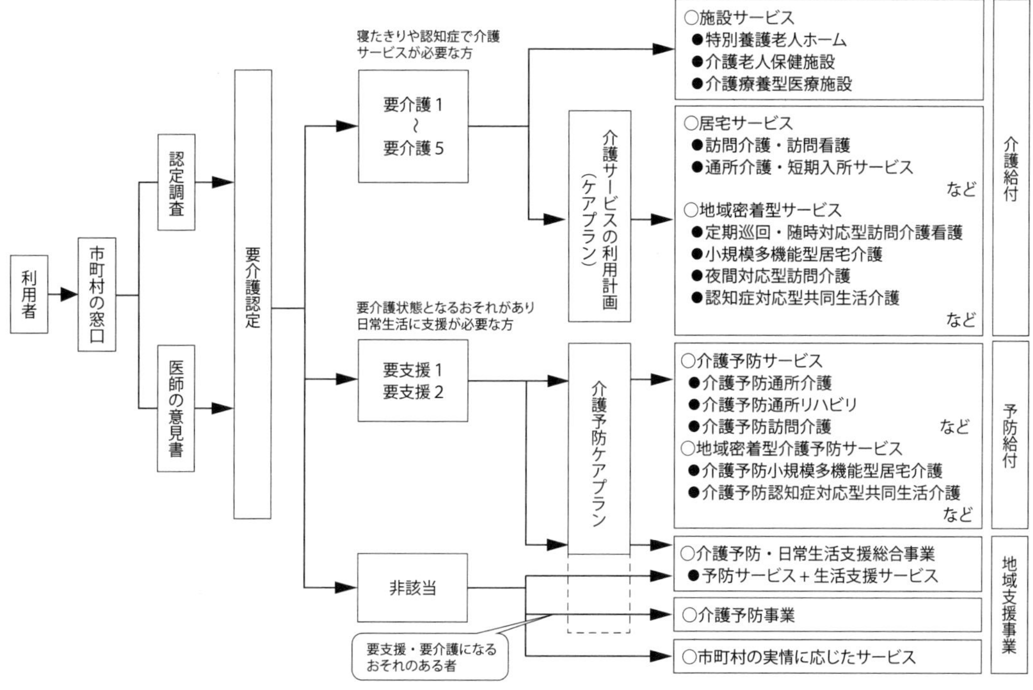

図6.4 サービス利用の手続き

出所：厚生労働省老健局資料

要介護認定を受けるには、利用者である本人またはその家族が市区町村の窓口にて、要介護認定申請書と被保険者証を提出し、要介護（要支援）認定の申請を行う。この申請を受けて、市区町村の職員などの認定調査員は利用者の自宅や施設を訪問し、本人や家族から日常生活動作などの心身の状況について聞き取りなどの調査を行う。また、市区町村から直接、主治医（かかりつけ医）に医学的見地から、心身の状況について**主治医意見書**の作成を依頼する。この調査結果および主治医意見書の内容はコンピュータに登録され、全国一律の判定方法にて要介護度の一次判定が行われる。そして一次判定の結果と主治医意見書に基づき、保険・医療・福祉の学識経験者によって構成された**介護認定審査会**にて要介護1〜5または要支援1、2の認定がなされ、申請から原則30日以内に申請者に認定結果が通知される。なお、認定結果に不服がある場合には、各都道府県の介護保険審査会に異議を申し立てることができる。認定の有効期間は、新規申請の場合は原則6カ月（要介護者の状態に応じて3〜12カ月に変更可）、更新申請の場合は原則12カ月（要介護者の状態に応じて3〜24カ月に変更可）とされているが、介護認定審査会の意見で一定幅で期間の短縮あるいは延長が認められる。なお有効期限を超過した場合には介護サービスが利用できないため、有効期間満了までに認定の更新申請が必要である。また、要介護者の身体状態に変化が生じた場合には、有効期限内であっても変更申請をすることができる。要介護1〜5の認定を受けた被保険者は、在宅で介護サービスを利用する場合、居宅介護支援事業者と契約し、その事業者のケアマネジャーに依頼して、利用するサービスを決め、**介護サービス計画（ケアプラン）**を作成してもらう。施設へ入所を希望する場合は、希望する施設に直接申し込みを行う。要支援1、2と認定された場合は、地域包括支援センターで担当職員が**介護予防サービス計画（介護予防ケアプラン）**を作成する。

5. 介護保険サービスの種類

介護保険サービスについては、訪問介護（ホームヘルプ）に代表される**訪問系サービス**、通所介護（デイサービス）に代表される**通所系サービス**、短期入所生活介護（ショートステイ）に代表される**短期滞在系サービス**、特定施設（有料老人ホーム等）に代表される**居住系サービス**、そして介護老人福祉施設（特別養護老人ホーム）に代表される**入所系サービス**までさまざまなものがある。

表6.3 介護サービスの種類

	都道府県・政令市・中核市が指定・監督を行うサービス		市町村が指定・監督を行うサービス
介護給付を行うサービス	**◎居宅介護サービス** 【訪問サービス】 ○訪問介護（ホームヘルプサービス） ○訪問入浴介護 ○訪問看護 ○訪問リハビリテーション ○居宅療養管理指導 ○特定施設入居者生活介護 ○福祉用具貸与 **◎居宅療養支援**	【通所サービス】 ○通所介護（デイサービス） ○通所リハビリテーション 【短期入所サービス】 ○短期入所生活介護(ショートステイ) ○短期入所療養介護 **◎施設サービス** ○介護老人福祉施設 ○介護老人保健施設 ○介護療養型医療施設	**◎地域密着型介護サービス** ○定期巡回・随時対応型訪問介護看護 ○夜間対応型訪問介護 ○認知症対応型通所介護 ○小規模多機能型居宅介護 ○看護小規模多機能型居宅介護 ○認知症対応型共同生活介護（グループホーム） ○地域密着型特定施設入居者生活介護 ○地域密着型介護老人福祉施設入所者生活介護 ○複合型サービス（看護小規模多機能型居宅介護）
予防給付を行うサービス	**◎介護予防サービス** 【訪問サービス】 ○介護予防訪問介護(ホームヘルプサービス) ○介護予防訪問入浴介護 ○介護予防訪問看護 ○介護予防訪問リハビリテーション ○介護予防居宅療養管理指導 ○介護予防特定施設入居者生活介護 ○介護予防福祉用具貸与	【通所サービス】 ○介護予防通所介護(デイサービス) ○介護予防通所リハビリテーション 【短期入所サービス】 ○介護予防短期入所生活介護（ショートステイ） ○介護予防短期入所療養介護	**◎地域密着型介護予防サービス** ○介護予防認知症対応型通所介護 ○介護予防小規模多機能型居宅介護 ○介護予防認知症対応型生活介護（グループホーム） **◎介護予防支援**

このほか、居宅介護（介護予防）福祉用具購入費の支給、居宅介護（介護予防）住宅改修費の支給、市町村が行う介護予防・日常生活支援総合事業がある。

出所：厚生労働省

2012年度には、単身・重度の要介護者などができる限り在宅生活を継続できるよう、24時間対応の定期巡回・随時対応サービスや複合型サービス（看護小規模多機能居宅介護等）が新たに創設されるなど、**地域包括ケアシステム**の推進に向け一層のサービスの充実が図られている。

6. 介護報酬

介護報酬とは、介護事業者が利用者に介護サービスを提供した場合に、その対価として事業者に支払われる報酬のことである。介護報酬額は、各サービスの基本的なサービス提供に係る費用に加えて、各事業者のサービス提供体制や利用者の利用状況等に応じて加算、減額される仕組みとなっている。なお、介護報酬は、介護保険法上、厚生労働大臣が**社会保障審議会（介護給付費分科会）**に諮問し定められ、介護給付費単位数表によってサービスごとに単位数で表示されている。各事業者は、単位表で定められたサービスごとの単位数に、地域別、サービス別の 1 単位単価 10 円から 11.4 円を乗じた介護報酬額を受け取る。よって、介護サービスを受ける利用者側は、認定された要介護度によって設定された利用限度基準額の範囲内でサービスを受けることとなり、1 カ月間で受けることができるサービスの量は、要介護度・要支援度によって異なる。

表 6.4　1 カ月当りの支給限度額

区分	単位	金額
要支援 1	5,032 単位	約 50,320 円
要支援 2	10,531 単位	約 105,310 円
要介護 1	16,765 単位	約 167,650 円
要介護 2	19,705 単位	約 197,050 円
要介護 3	27,048 単位	約 270,480 円
要介護 4	30,938 単位	約 309,380 円
要介護 5	36,217 単位	約 362,170 円

出所：厚生労働省

事業者への介護サービスの報酬は、その 1 割もしくは 2 割をサービスの提供を受けた利用者が負担し、残りの 9 割もしくは 8 割が保険者である市町村・広域連合の委託を受けた各都道府県の国民健康保険団体連合会から、介護サービスを提供した事業所や介護保険施設等に支払われる。介護サービスを提供する事業所や介護保険施設等が介護保険から報酬を受け取るには、あらかじめ各都道府県知事から指定を受ける必要があるが、保健医療機関における居宅療養管理指導や訪問看護、訪問リハビリテーション、通所リハビリテーションについては、申請をしなくても指定があったものとして扱う、みなし指定や、みなしサービス事業所がある。指定を受けた事業所や施設等は、介護給付の算定に必要な、施設基準による加算等の介護給付算定に係る体制等の状況を都道府県に提出しなければならない。都道府県は事業所や介護施設等の情報を、事業所所在地の市町村・広域連合を通じて国民健康保険団体連合会に提供している。

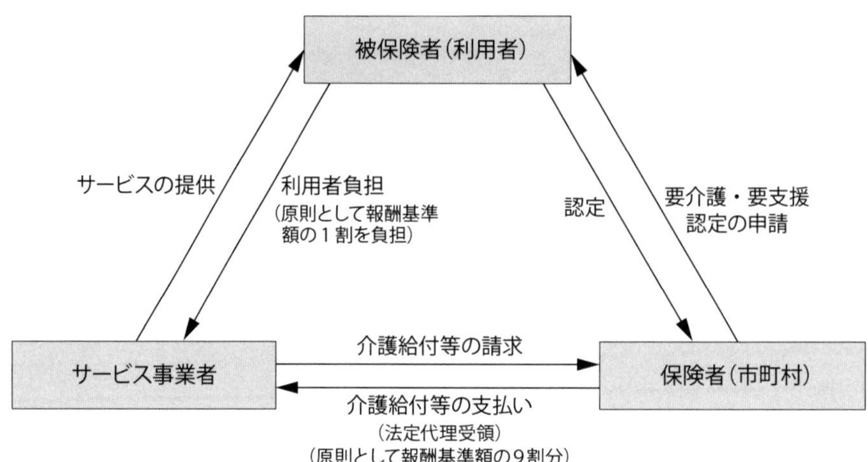

図 6.5　介護報酬支払いの流れ

出所：厚生労働省

第7章　労災保険制度

1．労災保険制度の概要

社会保険制度の1つである**労働者災害補償保険（労災保険）**は、業務上の事由または通勤による労働者の負傷、疾病、障害、死亡等に対して迅速かつ公正な保護をするため、必要な保険給付を行い、合わせて業務上の事由または通勤により負傷し、または疾病にかかった労働者の社会復帰の促進、当該労働者およびその遺族の援護、労働者の安全および衛生の確保等を図り、もって労働者の福祉の増進に寄与することを目的として制定されている。

業務災害とは、労働者が業務を原因として被った負傷、疾病または死亡（以下「傷病等」）をいい、業務と傷病等との間に一定の因果関係があり、それが業務上発生したものであると労働基準監督署から認定されなければならない。業務災害に対する保険給付は、労働者が労災保険の適用される事業場に雇われて、事業主の支配下にあるときに、業務が原因となって発生した災害に対して行われる。事業主の支配・管理下で業務に従事している場合の災害とは、被災した労働者の業務としての行為や事業場の施設・設備の管理状況などが原因となって発生するものと考えられるので、特段の事情がない限り、業務災害と認められる。ただし、次の場合は業務災害とは認められない。

① 労働者が就業中に私用（私的行為）を行い、または業務を逸脱する恣意的行為をして、それが原因となって災害を被った場合
② 労働者が故意に災害を発生させた場合
③ 労働者が個人的な恨みなどにより、第三者から暴行を受けて被災した場合
④ 地震、台風など天災地変によって被災した場合

また、事業主の支配・管理下にあるが業務に従事していない場合については、出勤して事業間施設内にいる限り、労働契約に基づき事業主の支配・管理下にあると認められるが、休憩時間や就業前後は実際に業務をしてはいないので、この時間に私的な行為によって発生した災害は業務災害とは認められない。ただし、事業場の施設・設備や管理状況などが原因で発生した災害は業務災害となる。なお、トイレなどの生理的行為については、事業主の支配下で業務に付随する行為として取り扱われるので、このときに生じた災害は就業中の災害と同様に業務災害となる。さらに、事業主の支配下にあるが、管理下を離れて業務に従事している場合については、労働契約に基づき事業主の命令を受けて仕事をしているときは事業主の支配下にあることになり、この場合積極的な私的行為を行うなど特段の事情がない限り、一般的には業務災害と認められる。加えて、業務との間に因果関係が認められる疾病については、労災保険給付の対象となる。業務上疾病とは、労働者が事業主の支配下にある状態において発症した疾病では

なく、事業主の支配下にある状態において有害因子にさらされたことによって発症した疾病をいい、たとえば労働者が就業時間中に脳出血を発症したとしても、その発症原因となった業務上の理由が認められない限り、業務と疾病との間に因果関係は成立しない。一方、就業時間外における発症であっても、業務による有害因子にさらされたことによって発症したものと認められれば、業務と疾病との間に因果関係が成立し、業務上疾病と認められる。一般的に、労働者に発症した疾病について、次の3要件が満たされる場合には、原則として業務上疾病と認められる。

① 労働の場に有害因子が存在していること。すなわち、業務に内在する有害な物理的因子、化学物質、身体に過度の負担のかかる作業、病原体などの諸因子をさす。
② 健康被害は、有害因子にさらされることによって起こるが、その健康被害を起こすに足りる有害因子の量、期間にさらされたことが認められなければならない。
③ 発症の経過および病態が医学的にみて妥当であること。すなわち、業務上の疾病は、労働者が業務に内在する有害因子に接触することによって起こるものなので、少なくともその有害因子にさらされた後に発症したものでなければならない。しかし、業務上疾病のなかには、有害因子にさらされた後、短時間で発症するものもあれば、長期間の潜伏期間を経て発症するものもあり、発症時期は有害因子の性質や接触条件などによって異なる。したがって、発症時期は、有害因子にさらされている間またはその直後のみに限定されるものではない。

2. 通勤災害

通勤災害とは、通勤によって労働者が被った傷病等をいう。この場合の通勤とは、就業に関し、住居と就業の場所との間の往復、就業の場所から他の就業の場所への異動、単身赴任先住居と帰省先住居との間の移動を合理的な経路および方法で行うことをいい、業務の性質を有する者を除くとされている。移動の経路を逸脱し、または中断した場合には、逸脱または中断の間およびその後の移動は通勤とはならない。これらの要件をすべて満たしている場合に通勤災害と認められる。ただし、例外的に認められた行為で逸脱または中断した場合には、その後の移動は通勤となる。また、この場合の住居とは、労働者が居住している家屋などの場所で、本人の就業のための拠点となるところをいう。したがって、就業の必要上、労働者が家族の住む場所とは別に就業の場所の近くにアパートを借り、そこから通勤している場合には、そこが住居となる。また、通常は家族のいる所から通勤しており、天災や交通ストライキにより、やむを得ず会社近くのホテルに泊まる場合には、そのホテルが住居となる。さらに、就業の場所とは、業務を開始し、または終了する場所をさし、一般的には会社や工場などをいうが、外勤業務に従事する労働者で、特定区域を担当し、区域内にある数カ所の用途先を受け持って自宅との間を往復している場合には、自宅を出てから最初の用途先が業務開始の場所となる。特に、通勤途中で就業や通勤と関係ない目的で合理的な経路をそれ、あるいは通勤の経路上で通勤と関係ない行為を行う逸脱または中断があるとその後は原則として通勤とはならないが、これについては法律で例外が設けられており、日常生活上必要な行為であって、厚生労働省令で定められているものをやむを得ない事由により最小限度の範囲で行う場合には、逸脱または中断の間を除き、合理的な経路に反した後は再び通勤となる。

3. 療養(補償)給付

労働者が業務上または通勤による傷病により療養を必要とする場合に行われ、現物給付としての「**療養の給付**」と、現金給付としての「**療養の費用の支給**」の 2 種類がある。「療養の給付」は、労災病院や労災指定病院等であれば、原則として無料で療養を受けられる。これに対し、「療養の費用の支給」は、労災病院や労災指定病院以外で療養を受けた場合等において、その療養にかかった費用をいったんは本人が医療機関に費用を支払い、その後本人の請求に基づき支給する制度であり、どちらにしても、治療費、入院の費用、看護料、移送費等通常療養のために必要なものが含まれる。

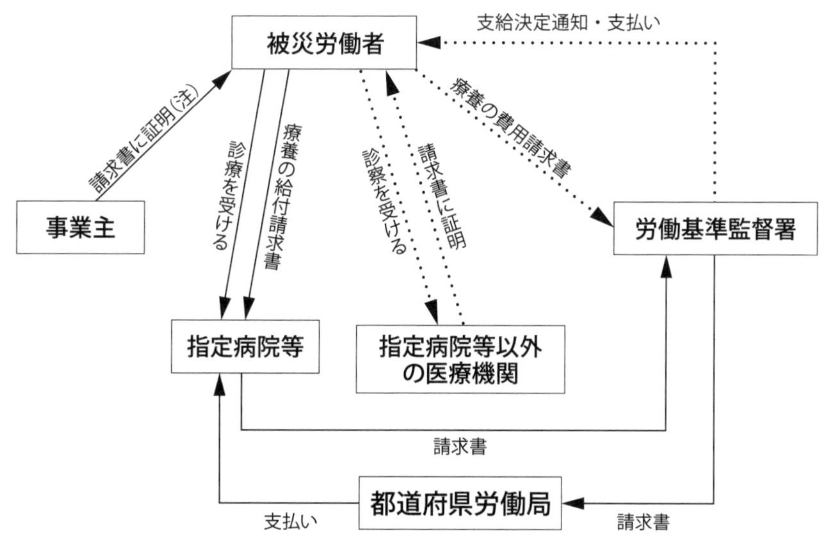

図 7.1 療養(補償)給付の請求の手続き

4. 労災補償の現状

2020 年度の労災保険給付の新規受給者数は 653,355 人であり、前年度に比べ 34,100 人の減少(4.9%減)となっている。そのうち業務災害による受給者が 574,318 人、通勤災害による受給者が 7 万 4,592 人となっている。特に、過労死等(脳・心臓疾患と精神障害)の労災請求件数と支給決定件数は高水準で推移している。また、石綿を取り扱う作業に従事したことにより中皮腫や肺がんなどを発症した労働者などやその遺族は、労災保険給付を受けることができ、2006 年には「石綿による健康被害の救済に関する法律」が成立し、同年 3 月には時効によって労災保険法に基づく遺族補償給付を受ける権利が消滅した者に対し「特別遺族給付金」が支給されるなどの措置が講じられた。なお、特別遺族給付金については、2011年の「石綿による健康被害の救済に関する法律の一部を改正する法律」により、請求期限が2022年3月まで延長されるとともに、支給対象が2016年3月までに死亡した労働者などの遺族であって、時効によって遺族補償給付を受ける権利が消滅した者へ拡大されている。

労働保険の適用徴収業務は、適正な労災保険給付や雇用保険給付のみならず、労働行政全体の的確な運営を財政面から支える重要な業務であり、労働保険制度の健全な運営と費用負担の公平性を確保するため、労働保険の適用促進、適正徴収が必要となる。すなわち、労働保険は、農林水産の事業の一部を除き、労働者を1人でも雇用するすべての事業に適用されるため、適用事業の事業主は、保険関係の成立手続を行わなければならないが、実際には未手続となっている事業が少なからず見受けられ、このような未手続となっている事業に対しては、都道府県労働局、**労働基準監督署**およびハローワークの緊密な連携や関係機関からの協力による未手続事業の把握、労働保険の加入勧奨活動の強化、さらに自主的に成立手続を行わない事業主に対し職権による保険関係の成立手続が行われる。

第 8 章　薬価制度

1. 医薬品の分類

医薬品は大きく「**医療用医薬品**」と「**一般用医薬品**（**OTC 医薬品**：Over The Counter 医薬品）」に分類される。医療用医薬品は、医師等から処方される薬のことで、金額ベースで医薬品の約 9 割を占め、さらに「**新薬**（先発医薬品）」と「**ジェネリック医薬品**（後発医薬品）」に分けられる。一方の一般用医薬品は、薬局・薬店で医師の処方がなくても購入できる薬である（図 8.1）。

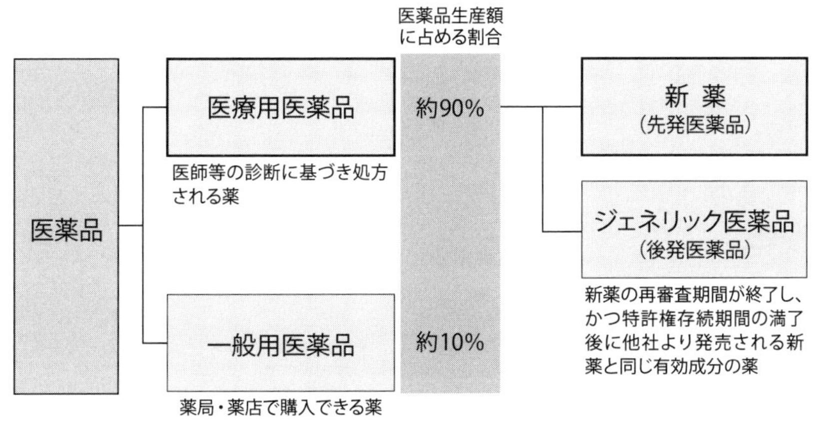

図 8.1　医療品の分類

出所：厚生労働省資料を基に作成

医療用医薬品のうち、新薬（先発医薬品）は、一般的に 10 年以上の基礎研究・非臨床試験・臨床試験（治験）の過程を経て有効性、安全性、および品質が検討された後、厚生労働大臣の承認によって販売が許可される医療用医薬品である（図 8.2、図 8.3）。

また、それら新薬は販売後も一定の期間（再審査期間）、有効性、安全性について再確認が義務付けられている。一方のジェネリック医薬品（後発医薬品）は、新薬の再審査期間と特許権存続期間の両方が満了した後、他の製薬企業が新薬と同じ有効成分として国によって承認を受けて製造・販売する薬である（図 8.2）。

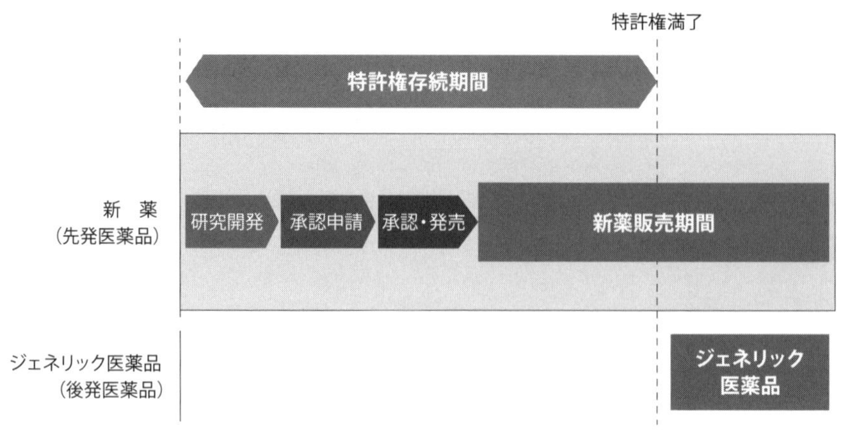

図 8.2　新薬とジェネリック医薬品の販売と特許期間

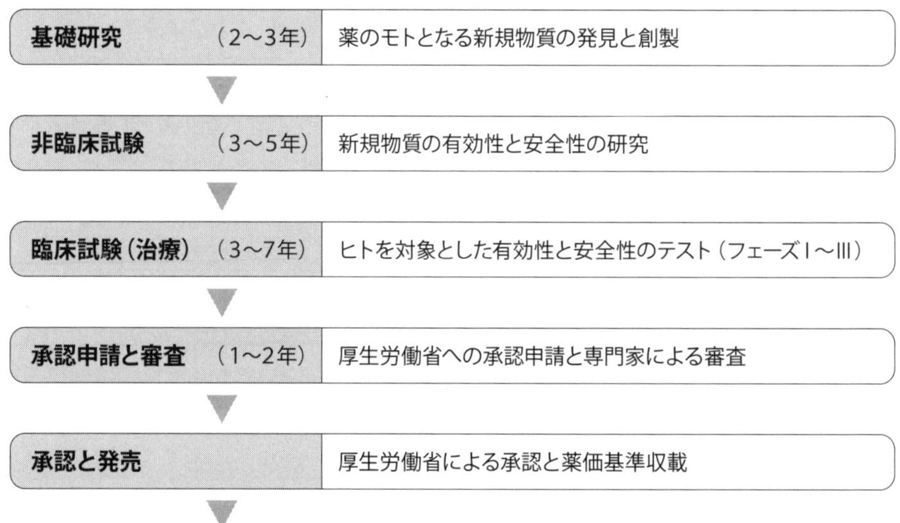

図 8.3　医療品の開発プロセス

出所：厚生労働省資料を基に作成

2. 薬価基準

薬価基準とは、医療保険者から保険医療機関や保険薬局（保険医療機関等）に支払われる際の医療用医薬品の価格を定めたものであるが、保険医療機関や保険薬局は、患者のかかった医療費について代行して医療保険者へ請求しているので、実際は保険医療機関や保険薬局が患者への医薬品の販売価格に利益を上乗せして販売することはできない。したがって、結果的には患者側は厚生労働省が定めた薬価基準、すなわち公定価格のうち、自己負担金の支払いのみで医薬品を受け取ることができ、これを薬価基準の**価格表機能**という。また、保険診療を行う医師（保険医）は、その薬価基準に収載されている医薬品のなかから選んで処方しなければならないので、これを薬価基準の**品目表機能**という。

2017 年現在、官報に告示され薬価基準に載っている医療用医薬品は、内用薬と外用薬、それと注射薬を合わせて約 1 万 5 千品目で、薬価基準への新規掲載は、新薬については原則年 4 回、後発品は 6 月と 12 月の年 2 回行われる。また、処方頻度が少ない医薬品で製造販売が中止されると、薬価基準から削除されることになる。最初の新薬の薬価基準への収載手続きは、製薬企業が薬事承認を取得した後、厚生労働省に保険適用を申請することから開始され、その申請を受けて**中央社会保険医療協議会（中医協）**の下部組織である薬価算定組織が、価格の妥当性を判断し、最終的には、中医協の了承によって薬価が決定し薬価基準に収載される。加えて、薬価は原則 2 年ごとの 4 月に全面改定されるが、その根拠となるデータは、事前に病院などの医療機関の仕入れや医薬品流通企業に対する販売時の価格調査に基づく。一般的に医療機関側は薬価基準より安く仕入れているので、薬価基準で定めた公定価格と、実際に医療機関が仕入れる薬価との間に差額が生じ、これを薬価差益といい、改定後はこの薬価差益を解消するために薬価はほとんどの場合引き下げられることになる。

3. 調剤薬局

法律における薬局は医薬品医療機器等法において位置づけられており、原則として薬局開設許可を受けた薬局でなければ「薬局」の名称は使用できない。したがって、調剤室がない店舗や薬剤師のいない店舗では「薬局」という名称を使用できないため、一般的にドラッグストアや薬店などといった名称を用いる。また、薬局は医薬品医療機器等法に従って 6 年ごとの更新を求められる。

経営形態は、病院や診療所が営利を目的として開設できないのに対して、薬局は株式会社のように営利目的でも開設可能になっているが、薬局の管理者は薬剤師でなければならない。薬局は、医師らが交付する処方せんに基づいて医薬品を調剤し、販売・授与することを業とし、多くの薬局は、健康保険制度による調剤報酬を受け取ることが可能な保険薬局となっている。したがって保険薬局は、処方せんを発行した病院や診療所からは独立した経営であるため、病院や診療所とは建物構造として明確に区別されていなければならない。このような調剤薬局、すなわちもっぱら医師からの処方に沿って医薬品を販売する薬局を利用する患者側のメリットとしては、薬についてより広い知識をもっている薬剤師から処方されている薬の内容、投与方法、投与量、薬の相互作用などについて医師と薬剤師の二重のチェックが期待できる。その一方で、診察の後、病院、診療所から薬局まで移動しなくてはならず、また、現行の保険制度上では患者の自己負担が増えるので、手間や費用の負担がかかるデメリットがしばしば指摘される。しかし、在宅医療の充実が求められる今日、患者が「かかりつけ薬局」を決めれば、複数の病院にかかる場合でも患者ごとに薬剤服用歴などを管理することが実現できることが期待される。また、2008 年 4 月 1 日からは、医師の許可がなくても「変更不可」でない限り、患者の求めに応じて処方薬を薬剤師が選んだ後発医薬品（ジェネリック医薬品）に変えることができるように処方せん様式が変更された。これにより、患者が先発品と後発品の選択がしやすくなり、医療費抑制が期待されている。

4. 調剤報酬

調剤報酬は、主に、「調剤技術料」「薬学管理料」「薬剤料」「特定保険医療材料料」の 4 つの項目で構成される。このうち調剤技術料は、さらに調剤基本料と調剤料で構成される。調剤基本料は、薬局が満たす基本的な調剤体制に対して支払われる報酬で、薬局の状況に応じて報酬が変わる。一方の調剤料は、薬剤師の調剤作業に対して支払われる報酬で①内服薬、②屯服薬、③浸煎薬、④湯薬、⑤注射薬、⑥外用薬に分かれており、それぞれ点数や算定単位も異なる。薬学管理料は、薬剤師による薬学的管理、服薬指導、情報提供、在宅医療への取り組みなどを評価するものである。薬剤料は、薬価基準で定められた医薬品の価格で医療機関にとっては仕入価格に相当する。また、特定保険医療材料料も、糖尿病で使うインスリンの針など、特別な場合のみに使う材料の価格で、医療用医薬品と同様に公定価格が決められており、この公定価格を基準材料価格といい、保険償還価格として機能区分ごとに定められ、診療報酬改定・薬価改定と同時に改定される。

5. 新薬の薬価算定

新医薬品（新薬）は薬事承認後、製薬メーカーからの薬価収載申請によって中央社会保険医療協議会（中医協）の下部組織である薬価算定組織が審査を行い、不服意見がなければ中医協総会の算定案の報告と了承を経て、原則年 4 回薬価に収載される。この期間は、申請から収載まで原則 60 日以内、遅くとも 90 日以内に行うよう定められている（図 8.4）。

この新しい医療用医薬品の価格は、原則として、すでに使用されている効き目の似た医療用医薬品の 1 日の使用量分の価格と比較して決められ、これを**類似薬効比較方式**という。ただし、この場合の比較薬は、薬価収載後 10 年以内の新薬であって後発品が薬価収載されていないものを用いる。また、似たような効き目をもつ医療用医薬品と比べて高い有効性や新規性などが認められると、画期性加算、有用性加算（Ⅰ）と（Ⅱ）が補正加算として上乗せされる。また、希少疾病用医薬品や、小児用の医薬品など市場規模が小さい場合、市場性加算が行われる（類似薬効比較方式Ⅰ）。その逆に、新規性の少ない医療用医薬品の場合には、過去数年間に販売された医薬品のなかで最も低い価格に設定される（類似薬効比較方式Ⅱ）。一方で、似たような効き目の医療用医薬品がなく、比較ができない場合には、原価に販売費・管理費・営業利益・流通経費・消費税・地方消費税相当額を加えた額を薬価とする**原価計算方式**がある。

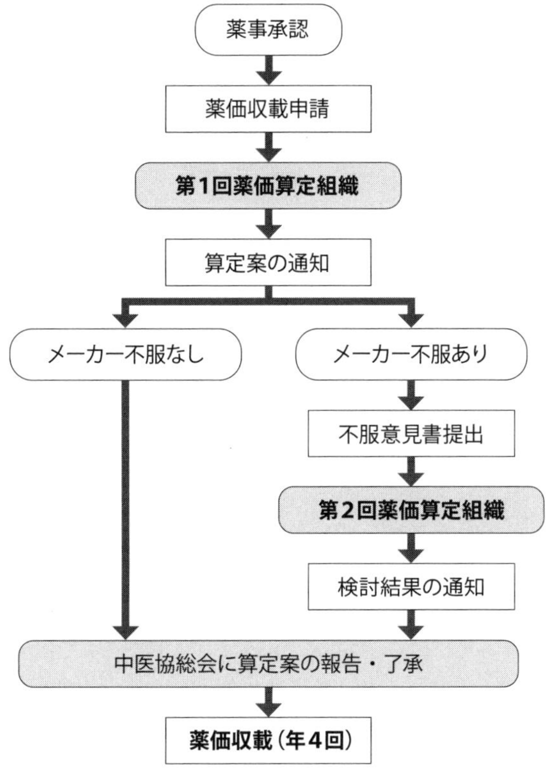

図 8.4　薬価算定プロセス

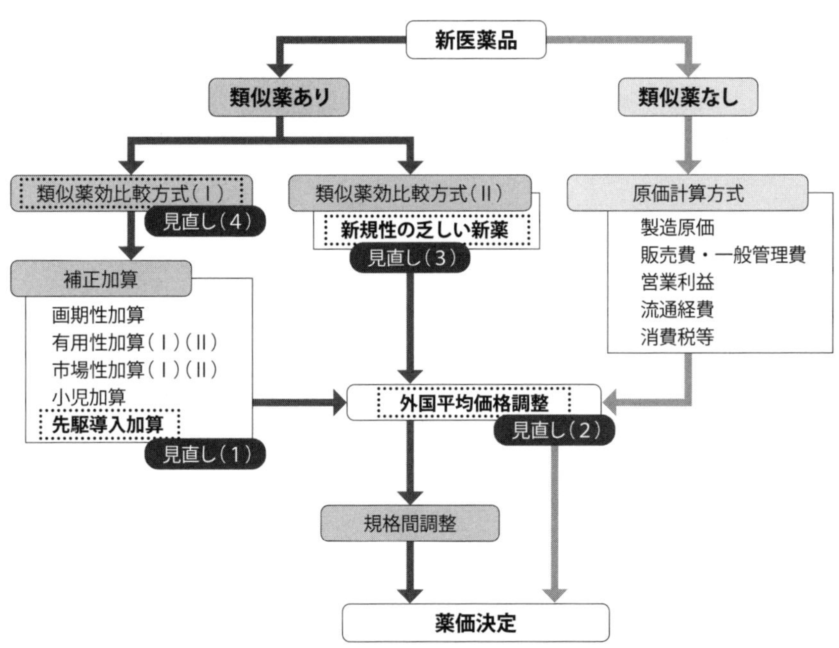

図 8.5　新薬の薬価算定の仕組み

出所：厚生労働省資料

また、それぞれ**外国平均価格調整**がある。これは類似薬効比較方式（Ⅰ）（Ⅱ）および原価計算方式のいずれの場合も、外国価格との乖離が大きい場合に調整を行うものである。外国平均価格とはアメリカ、イギリス、ドイツ、フランスの4カ国の価格の平均額を基準とし、原則その一定倍率基準を上回る場合に引き下げの調整を行い、外国平均価格の一定倍率基準で下回る場合には引き上げ調整を行う（図8.5）。

6. 薬価改定と新薬創出・適応外薬解消等促進加算

医療機関は、患者に使用した薬剤費を薬価基準の価格（公定価格）で請求するが、実際には、ほとんどの医薬品は割引価格で納入されていることから、仕入価格と診療報酬で受け取る価格との間に薬価差益が生じて医療機関の収入源となっている。そこで国は、R2方式とよばれる方法で、原則2年に1回行われる薬価改定時に新価格を決定している。R幅とは、「**リーズナブルゾーン**（Reasonable Zone）」を略したもので、合理的な幅という意味で、ここでは消耗廃棄コストの補充分と考えることができ、現在ではその調整幅として旧薬価×2%が設定されているのでR2方式という。すなわち、改定時の新薬価は「消費税を加えた薬剤売買実績価格の加重平均値＋R幅（2%）」となり、「R幅」は妥当と考えられる経費として加算されているものといえる（図8.6）。

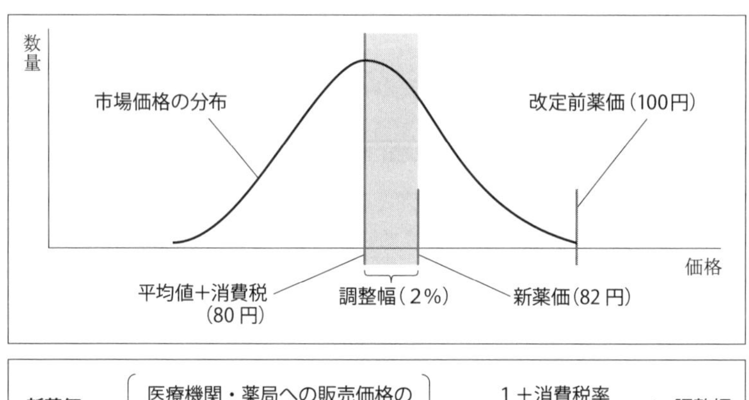

薬の税抜き販売価格の平均値に消費税を加え、更に調整幅（改定前薬価の2%）を加えた額を新薬価とする。

図8.6　現在処方されている医薬品の価格算定方式

出所：中央社会保険医療協議会の資料を基に作成

このように薬価基準は原則2年に1度の価格改定のたびに、価格が引き下げられているため、製薬会社が価格を自由に設定できる諸外国と比較すると、相対的に安価になる傾向を示すが、医療用医薬品の価格が欧米と差が大きく広がると、日本の製薬企業の研究開発費の回収が遅れ、次の新薬を創出する資金が少なくなる。そこで国は2010年4月から、新薬のなかで一定要件を満たすものについては、特許期間中は価格の改定を行わず、後発医薬品が発売された後にまとめて引き下げる**新薬創出・適応外薬解消等促進加算**を導入している（図8.7）。

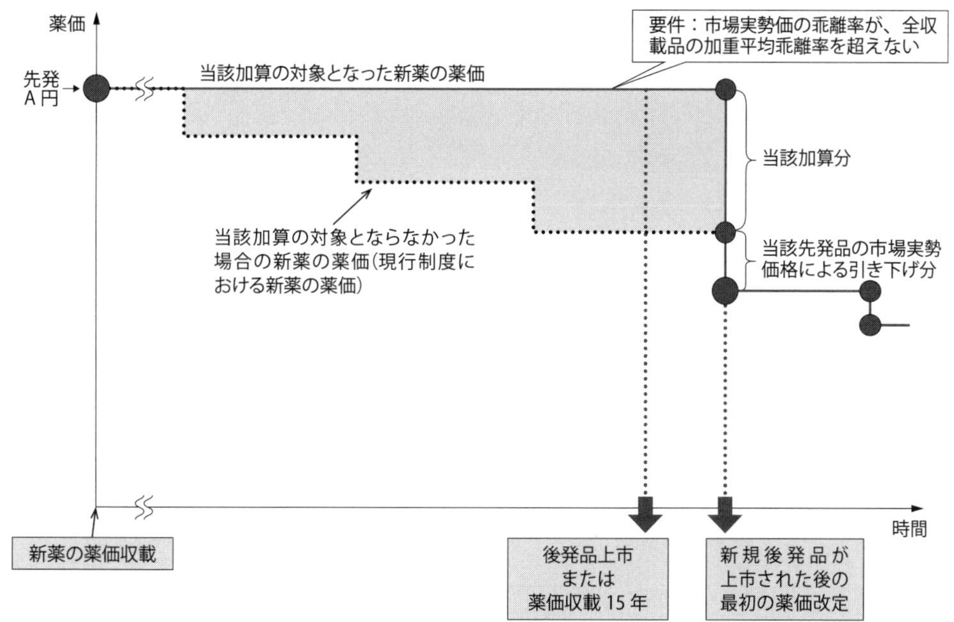

図8.7 「新薬創出・適応外薬解消等促進加算」が適用された新薬の薬価の推移のイメージ

出所：厚生労働省

7. 後発医薬品の薬価算定

新薬（先発品）の開発から十数年経過して特許が切れたあとに発売される同一成分の同効薬を「後発医薬品（後発品）（後発薬)」、または「ジェネリック医薬品」とよぶ。「ジェネリック」とは「一般的な」という意味で、国は医療費抑制策の柱のひとつとしてジェネリック医薬品の使用を推進している。ジェネリック医薬品活用の最大のメリットは新薬に比べて低価格にある。その理由として、新薬の開発には10〜15年ほどの歳月と数百億円以上の投資が必要となるが、ジェネリック医薬品は、すでに安全性・有効性が確認された有効成分を使用しているため、約3年という短い期間での開発が可能である。そのため、新薬に比べて開発費が低く、さらに、新薬は医療関係者に使用方法や安全性情報の伝達または収集に多くの費用を必要とするが、ジェネリック医薬品ではそうした情報提供費用も最小限にできるため価格を抑えることができる。また、ジェネリック医薬品の品質については、有効性・安全性については既に先発医薬品で確認されていることから、安定性試験・生物学的同等性試験等を実施して基準を満たすことで製造承認が得られる。**生物学的同等性試験**とは、投与された被験者の吸収される薬物量と薬物濃度が先発品と統計的に差がなければ効果も同じとする試験のことである。ただし、先発品と完全に同一とはいえず、吸収の度合いや、血中濃度の推移などに多少の差異があることもある。また、賦形剤や添加物の種類が異なるものがあるので、それが原因でアレルギーを起こすことがまったくないとはいえないとされている。

後発医薬品の薬価算定方式は、新規収載される後発医薬品の薬価については、先発品の5割を原則（10品目を超える内用薬は4割）としている。ただし、バイオ後続品については現行の算定方式（先行バイオ医薬品の7割）とし、あわせて、既に価格帯が形成されている成分に遅れて後発医薬品が収載される場合は、原則として最低の価格帯に合わせることとされている。

8. 各国の薬価制度

1）フランス

フランスでは医薬品は処方せん医薬品と処方せん任意医薬品とに分類されており、これらの販売は薬局に限られる。また、薬局には薬剤師を常時配置することが必要で、一定の販売額を超える薬局では販売額ごとに決められた人数の薬剤師を配置することを要する。薬価は公定価格である。

2）ドイツ

ドイツでは医薬品は処方せん医薬品、薬局販売医薬品、自由販売医薬品に分類されている。処方せん医薬品と薬局販売医薬品の販売は薬局のみ認められ、自由販売医薬品は薬局およびドロゲリー（薬店）に限られる。処方せん医薬品と薬局販売医薬品の販売には薬剤師を常時配置することが必要で、かつ、すべての医薬品は薬局の管理者による常時対応が必要である。薬価は原則として自由価格である。

3）イギリス

イギリスでは医薬品は処方せん医薬品、薬局販売医薬品、自由販売医薬品に分類されている。処方せん医薬品と薬局販売医薬品の販売は薬局に限られるが、自由販売医薬品は一般小売店でも販売することができる。処方せん医薬品と薬局販売医薬品の販売には薬剤師を常時配置する必要がある。薬価はPharmaceutical Price Regulation Systemスキームに基づき、公示された許容利益率の範囲内で自由に決定できる。

4）アメリカ

アメリカの医薬品は処方せん医薬品、非処方せん医薬品に分類され、処方せん医薬品の販売は薬局に限られ、薬剤師を常時配置することが必要となる。薬価は自由価格で、製薬企業と民間保険会社が交渉で決定する場合が多い。

第 9 章　医薬品・医療機器産業

1. 医薬品医療機器等法

「医薬品、医療機器等の品質、有効性及び安全性の確保等に関する法律(**医薬品医療機器等法**)」は、医薬品、医薬部外品、化粧品、医療機器および再生医療等製品の品質、有効性および安全性の確保並びにこれらの使用による保健衛生上の危害の発生および拡大の防止のために必要な規制を行うとともに、その研究開発の促進などを目的としている。なお、制定当初の題名は薬事法であったが、2014 年の薬事法等の一部を改正する法律の施行により現在の題名に改められた。

この法律の対象となる医薬品と医療機器等は、①医薬品、②医薬部外品、③化粧品、④医療用具、⑤高度管理医療機器、⑥管理医療機器、⑦一般医療機器、⑧特定保守管理医療機器、⑨再生医療等製品、⑩生物由来製品、⑪特定生物由来製品、⑫薬局、⑬製造販売、⑭体外診断用医薬品、⑮指定薬物、⑯希少疾病用医薬品、⑰治験、⑱プログラムを含む物の 18 項目である。

2. 医療機器とは

この法律によって「**医療用具**」は、人もしくは動物の疾病の診断、治療もしくは予防に使用されること、または人もしくは動物の身体の構造もしくは機能に影響を及ぼすことが目的とされている機械器具等であって政令で定めるものとされている。具体的には、「高度管理医療機器」は、医療機器であって、副作用または機能の障害が生じた場合において人の生命および健康に重大な影響を与えるおそれがあることからその適切な管理が必要なもの、「管理医療機器」は、高度管理医療機器以外の医療機器であって、副作用または機能の障害が生じた場合において、人の生命および健康に影響を与えるおそれがあることからその適切な管理が必要なもの、「一般医療機器」は、高度管理医療機器および管理医療機器以外の医療機器であって、副作用または機能の障害が生じた場合においても、人の生命および健康に影響を与えるおそれがほとんどないもの、さらに「特定保守管理医療機器」は、医療機器のうち、保守点検、修理その他の管理に専門的な知識および技能を必要とすることから、その適正な管理が行われなければ疾病の診断、治療または予防に重大な影響を与えるおそれがあるものと定義されている。

3. 薬局とは

この法律の第 2 条で「**薬局**」とは、薬剤師が販売または授与の目的で調剤の業務を行う場所と定義されている。また、第 4 条で薬局は、その所在地の都道府県知事の許可を受けなければ開設してはならないとされ、この許可は 6 年ごとにその更新を受けなければ効力を失うとされている。薬局には名称の使用制限も規定されている。すなわち薬局でないものには、薬局の名称を付してはならない。そして、薬局管理は、薬局開設者が薬剤師であるときは、自らその薬局を実地に管理し、薬局開設者が薬剤師でないときは、その薬局において薬事に関する実務に従事する薬剤師のうちから薬局の専任管理者を指定して、その薬局を実地に管理させなければならない。さらに、薬局の管理者は、保健衛生上支障を生ずるおそれがないように、その薬局に勤務する薬剤師その他の従業者を監督し、その薬局の構造設備、および医薬品その他の物品を管理し、その他その薬局の業務につき、必要な注意をしなければならないとしている。

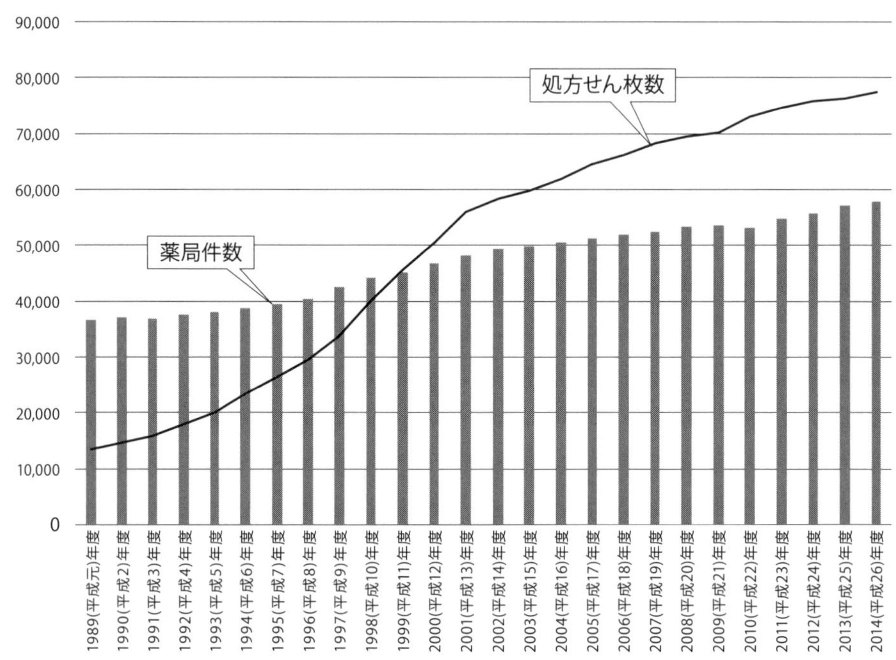

資料：薬局数（厚生労働省医薬・生活衛生局調べ。1996年までは各年度12月31日現在、1997年以降は各年度末現在）
　　　処方せん枚数、1,000人当たり処方せん枚数、医薬分業率（日本薬剤師会調べ）
(注)　医薬分業率の計算の仕方
　　　医薬分業率（%）＝薬局への処方せん枚数／外来処方件数（全体）×100
※東日本大震災の影響で2011年度以降、宮城県、福島県は含まれていない。

図9.1　薬局数と処方せん枚数（万枚／年）

4. 医薬品とは

この法律の第2条で「**医薬品**」とは、日本薬局方に収められている物、あるいは人または動物の疾病の診断、治療または予防に使用されることが目的とされている物であって、機械器具等でないもの、もしくは、人または動物の身体の構造または機能に影響を及ぼすことが目的とされている物であって、機械器具等でないものと定義されている。さらに、この医薬品は、「医療用医薬品」と「一般用医薬品（OTC 医薬品）」とに分けられ、医療用医薬品は、原則として医師の診断に基づく処方せんが必要とされており、そのほとんどは薬局で薬剤師から健康保険の給付対象として受け取る薬である。

1）医療用医薬品

医療用医薬品は、さらに処方せん医薬品、処方せん医薬品以外の医療用医薬品に分けられる。というのも、医療用医薬品は医師の指示や処方せんによって使用されるが、すべてが処方せん医薬品ではない。その理由として、一般用医薬品のなかにも医療用医薬品と同一の成分である医薬品が数多くあるためで、具体的には胃腸薬、消化酵素薬、ビタミン剤、アスピリンなどの鎮痛剤があるが、これらは医療用医薬品にも不可欠なので、医療用医薬品のなかでも特に薬理作用が強い、あるいは副作用に注意が必要、注射剤のような手技が必要な薬剤、医師の診断や治療が不可欠な疾患に対する医薬品を処方せん医薬品と指定している。

2）一般用医薬品

一方の**一般用医薬品（OTC 医薬品）**とは、医療用医薬品以外の一般用医薬品で、OTCとは英語の「Over The Counter（オーバー・ザ・カウンター）」の略称で、対面販売で薬を購入することを意味する。一般用医薬品は、医療用医薬品と異なり、処方せんがなくても薬局やドラッグストアで、薬剤師等の専門家のアドバイスを受けて、自分で買うことができるが、健康保険の給付対象にはならず、全額自己負担となる。

この一般用医薬品を薬効別に分類すると、①精神神経薬、②消化器官用薬、③循環器・血液用薬、④呼吸器官用薬、⑤泌尿生殖器官および肛門用薬、⑥滋養強壮保健薬、⑦女性用薬、⑧アレルギー用薬、⑨外皮用薬、⑩眼科用薬、⑪耳鼻科用薬、⑫歯科口腔用薬、⑬禁煙補助薬、⑭漢方製剤、⑮生薬製剤、⑯公衆衛生用薬、⑰一般用検査薬、⑱その他となる。2009 年の薬事法改正後、一般用医薬品は主に消費者に対する情報提供の必要性の程度によって、第 1 類、第 2 類、第 3 類の 3 種類に分けられることになった。

＜第 1 類医薬品＞

①副作用などにより日常生活に支障をきたす程度の健康被害を生ずるおそれがある医薬品のうち、その使用に関し特に注意が必要なものとして厚生労働大臣が指定するもの。

②承認の申請に際して特に法律によって指定された医薬品であって、承認を受けてから厚生労働省令で定める期間を経過しないもの。

＜第 2 類医薬品＞

その副作用等により日常生活に支障をきたす程度の健康被害が生ずる恐れがある医薬品（第 1 類医薬品を除く）であって、厚生労働大臣が指定するもの。

＜指定第 2 類医薬品＞

第 2 類医薬品のうち、特別の注意を要するものとして厚生労働大臣が指定するもの。

＜第 3 類医薬品＞

第 1 類医薬品および第 2 類医薬品以外の一般用医薬品。

すなわち、リスクが高い順に、第 1 類医薬品、指定第 2 類医薬品、第 2 類医薬品、第 3 類医薬品となる。

そして、この一般用医薬品を販売するには、区分に応じて販売に従事する者が定められている。具体的には、薬局医薬品、要指導医薬品、第 1 類医薬品は薬剤師でなければ販売することはできず、第 2 類医薬品および第 3 類医薬品は、薬剤師以外の登録販売者でも販売ができる。なお、**登録販売者**とは、2009 年施行の薬事法改正により設けられ、第 2 類医薬品および第 3 類医薬品の販売、もしくは授与に従事するために必要な資質を有し、政令で定める基準に該当する者であって、登録販売者試験に合格し、都道府県知事の登録を受けた者をいう。また、2014 年の法改正により、一般用医薬品のインターネット販売が解禁された。インターネットによる医薬品販売は、特定販売とよばれ、薬機法施行規則第 1 条第 2 項に記されている。しかし、特定販売は薬局医薬品および要指導医薬品については認められず、実店舗をもつ薬局、店舗販売業に限定される。

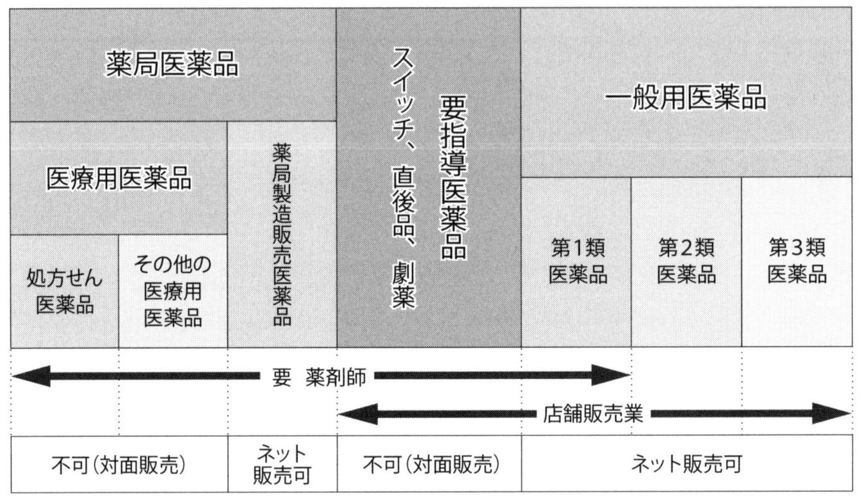

図 9.2　医薬品の新分類（平成 26 年 6 月改正）

出所：厚生労働省

3）要指導医薬品

要指導医薬品とは、一般用医薬品のなかでも特に薬剤師の対面による情報提供、指導が必要なものとして厚生労働大臣が指定する医薬品のことで、その効能および効果において人体に対する作用が著しくないもの、かつ、薬剤師その他の医薬関係者から提供された情報に基づく需要者の選択により使用されることが目的とされているもの、かつ、その適正な使用のために薬剤師の体面による情報の提供および薬学的知見に基づく指導が行われることが必要なものとして、厚生労働大臣が薬事・食品衛生審議会の意見を聴いて指定するものとされている。この要指導医薬品と第 1 類医薬品の違いは、要指導医薬品は薬剤師の体面による情報提供および薬学的知見に基づく指導が行われることが必要かどうかを薬事・食品衛生審議会に諮問し、必要であれば要指導医薬品、必要でなければ第 1 類医薬品となることもある。また、要指導医薬品は調査期間が終了した時点で要指導医薬品の指定から外され、第 1 類医薬品に区分される。

5. 広告規制

医薬品医療機器等法では、医薬品、医薬部外品、化粧品、医療機器は、その承認もしくは認証の内容または届出をした内容の範囲を超えた効能効果等を標榜することはできないとしている。すなわち、医薬品、医薬部外品、化粧品、医療機器または再生医療等製品の名称、製造方法、効能、効果または性能に関してはっきり示すことが求められ、明示的、あるいは暗示的、間接的な表現であるのどちらにおいても、虚偽または誇大な記事を広告し、記述し、または流布してはならない。また、薬局開設者は薬剤師に書面を用いて必要な情報を提供させ、必要な薬学的知見に基づく指導を行わせなければならないし、薬局開設者は薬剤師に当該薬剤を使用しようとする者の年齢、他の薬剤または医薬品の使用の状況その他の厚生労働省令で定める事項を確認させなければならないとしている。

6. 治験

新薬を開発するためには、薬の候補物質について動物で効果や毒性を調べるだけでなく、人での効き目（有効性）や副作用（安全性）を確認する必要があるが、人を対象としてその有効性や安全性について調べる試験を一般に**臨床試験**とよんでいる。

その臨床試験のうち、特に厚生労働省から医薬品、医療機器として承認を受けるために行う臨床試験のことを「**治験**」とよぶ。この治験は厚生労働省が定めた基準（GCP：医薬品の臨床試験の実施の基準）に従って行われ、治験を行う医師が患者に治験について、人権および安全が最大限に尊重され、秘密は守られることなど、あらかじめ十分な説明を行い、患者がその内容をよく理解したうえで自らの意思で治験に参加することに同意（**インフォームド・コンセント**）することを条件とする。

具体的な手順としては、薬の候補物質について動物で効果や毒性についての試験で確認（非臨床試験）したうえで、治験に進む。治験では 3 つの段階（相またはフェーズとよばれる）があり、各段階でその安全性や有効性を確認しながら開発が進められる。

《第Ⅰ相（フェーズⅠ）》

少人数の健康成人で、ごく少量から少しずつ「薬の候補物質」の投与量を増やして、安全性について調べる。

《第Ⅱ相（フェーズⅡ）》

「薬の候補物質」が効果を示すと予想される比較的少人数の患者で、有効性、安全性、使い方（投与量・投与方法など）を調べる。

《第Ⅲ相（フェーズⅢ）》

多数の患者で、有効性、安全性、使い方を確認する。

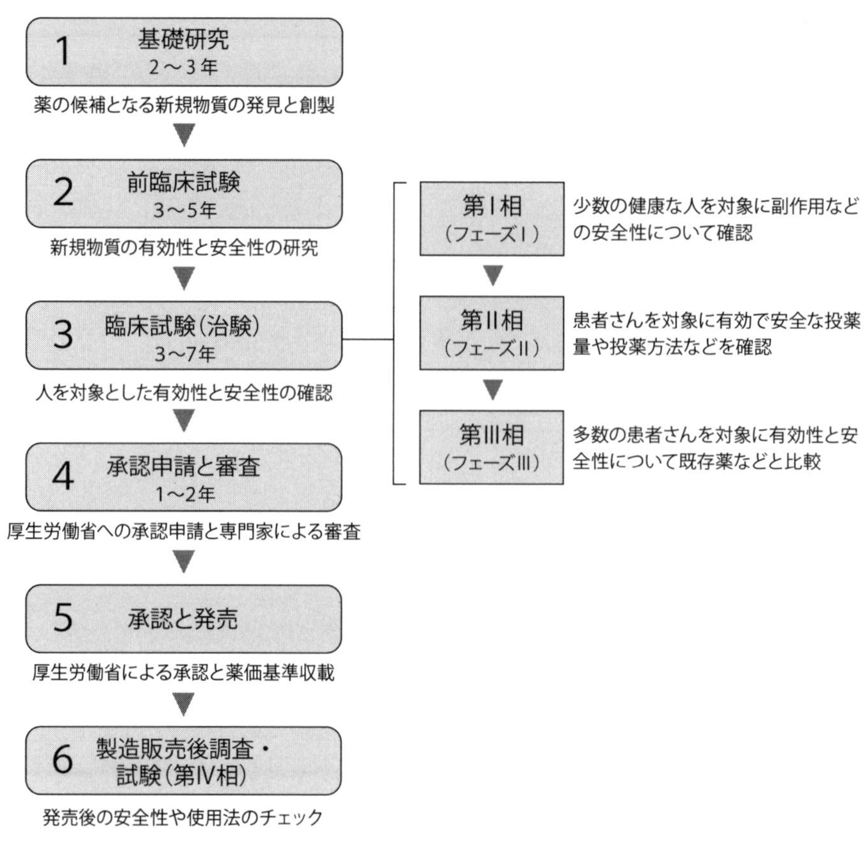

図 9.3　薬の研究開発の流れ

出所：厚生労働省資料を基に作成

7. 産業動向

1）医薬品産業の動向

2020 年における世界の医薬品市場規模は米 IQVIA の調査で約 130 兆円で、そのうち日本の医薬品市場は約 10 兆円を占め、地域別でみるとアメリカ、中国、欧州 5 カ国に続き世界第 4 位の市場規模となっている。その医薬品市場の大半を占めているのは医療用医薬品で、全体の 90% 以上を占めている。その伸び率は GDP の伸び率にはほとんど連動せずに、薬価改定や医療制度改革に強く影響を受け、国民医療費に占める薬剤費率はこの 10 年間で約 30%から約 20%へ低下している。

今後も本来ならば、高齢化に伴い需要が伸びるところであるが、国民医療費の増大を抑制する圧力が高まることから産業規模としては大きな期待はできないとされる。一方で、医薬品開発費のなかで、治験に係る費用の占める割合は大きく、日本企業が治験を国内よりも欧米で先行させる治験の空洞化が問題となっている。こうした治験の空洞化の理由としては、我が国の治験は欧米と比べ、治験にかかる時間が長いことが問題視され、その対策が進んでいる。

2）医療機器産業の動向

日本再興戦略において健康・医療戦略室が設置され、健康長寿産業を戦略的分野の１つに位置付けられるなど、医療機器産業の輸出が注目をあびている。2016 年の医療機器の世界市場は約 3,362 億ドル（約 30 兆円）となっており、2021 年には約 4,300 億ドルまで高まることが予想される。この世界市場の成長を牽引しているのは新興国・発展途上国であり、これらの国の経済発展に合わせてマーケットが拡大基調となっている。2016 年の国内での市場規模は 281 億ドル（約 3 兆円）で、他産業との比較では、自動車産業（約 50 兆円）に比べて、必ずしも特に大きな市場であるとはいえないが、産業の特徴として、比較的景気変動の影響を受けにくく、アジア地域の健康志向の高まりや高齢化に伴う輸出拡大が期待される。

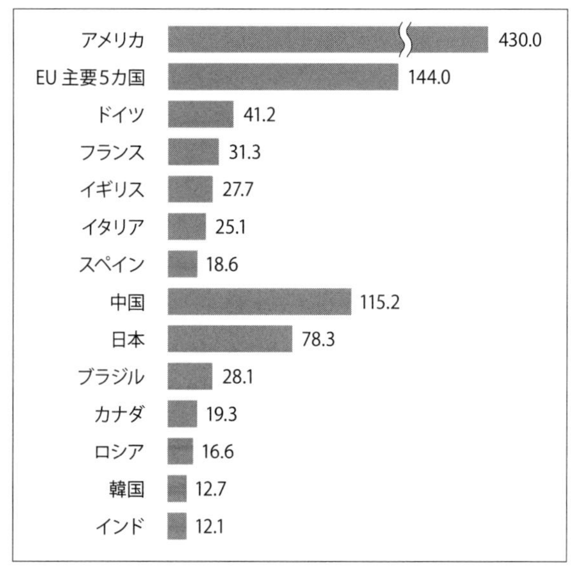

出所：アメリカ IMS インスティテュート「Global Medicines Use in 2020」を基に作成

図 9.4　世界各国の医薬品市場規模（2015 年、億ドル）

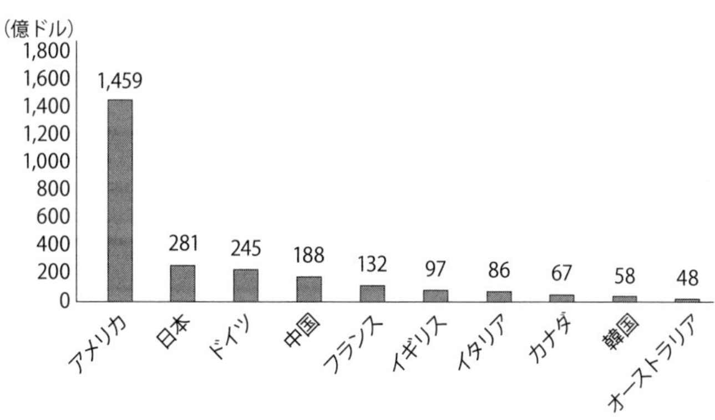

出所：BMI Research "Worldwide Medical Devices Market Forecasts to 2021" よりみずほ銀行産業調査部作成

図 9.5　世界の医療機器市場

第 10 章　医療経済学の基礎

1．医療経済学の考え方

1）医学・看護学・薬学の考え方

経済学は人文科学として現実社会の真実を解明することを目的とし、同時にその手法は、自然科学のような数学的表現で真理を突き詰めたいと考える。しかし、現実の世界では、社会の経済活動を数学的に解き明かすことは難しく、その困難性がゆえに、経済学が実社会では役立たないとの指摘もある。そういった批判に対して、経済学の価値を理解する為に、最初に経済学とはどんな学問なのかを考える。

まず、経済学の定義を説明する前に、医学や看護学、薬学を例にして考えてみると「医学は、生体の構造や生理機能についての探求や、疾病の性状、原因について調査し、その診断、治療、検査、予防等についての研究診療を行う学問である。欧米では、医学を応用科学に含めるのが一般的だが、日本では日本十進分類法に見られるように自然科学に含めるのが一般的である（フリー百科事典『ウィキペディア（Wikipedia）』より）」とされている。なお、ここでいう応用科学とは、基礎科学の成果を実用的に使えるものにすることなどを目指すことから、実学ということもある。一方で、大辞泉では医学とは「人体や病気の本態を研究し、病気の予防・治療を行い、健康を維持するための学問。基礎医学・臨床医学・社会医学からなる」とされている。そして、その目的を達するために、医学には多くの分野があり、たとえば免疫学、生理学といった基礎医学に、内科学、外科学、循環器病学、呼吸器病学といった臨床医学がある。このように医学分野は、相互に補完しあって病気を治療するための学問が形成されている。また、看護学とは、「新生児から高齢者まで人間の発達段階にあるすべての人や家族、地域、それぞれ固有の健康問題の理解やその援助、もしくは健康の維持、増進について研究する学問」（フリー百科事典『ウィキペディア（Wikipedia）』より）とされており、薬学とは「薬物を専門とする学問である。大別すると医療をサポートする学問領域の医療薬学と薬の発見と製造に関する領域の医薬品化学とに分けることが出来る」（フリー百科事典『ウィキペディア（Wikipedia）』より）とされ、看護学や薬学も医学同様に応用科学としての色彩が強いことがわかる。なお、医療と医学は異なっている点に注意が必要で、医療は医術・医薬で病気やけがを治すことであり、よって学問ではなくて学問を使って病気や怪我を治す方法(論)である。

2）経済学と医学の違い

経済学の定義は、論者によって異なるが、ここでは経済学の語源である「経世済民」、すなわち「世を治め、人民を救うこと」と定義すると、前述した医学、薬学と経済学との関係は図 10.1 のようになる。

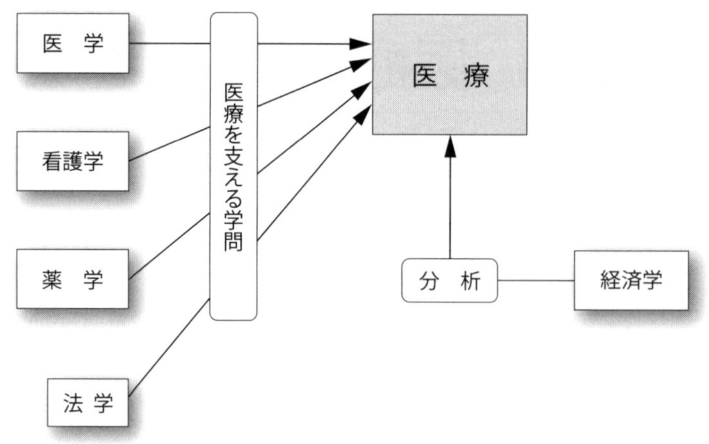

図10.1　医療をめぐる学問

出所：『入門医療経済学』より

そもそも自然科学の目的は真理を明らかにすることであって、これは物理学でも化学でも生物学でも変わらない。しかし、応用科学では目的が若干異なる。すなわち自然科学である医学の目的は、単純化すると病気を治すための学問として真理を求めることができるが、応用科学の経済学では、真理の探究ということよりも、分析手法の科学である側面が強い。すなわち、医学分野での科学性は明快で、「万有引力の法則」といった「ニュートン物理学」をベースにした理科系の学問のように真理の追究や因果関係が明確な実験系の科学が主流で、臨床研究においても科学的な厳密性が高い二重盲検試験が重視される。

しかし、経済学ではこのような自然科学としての医学とは異なり、目的とするものが同じでも、その分析者の視座、立場などの置かれた状況によって主張が異なることがある。たとえば、経済学理論を使って株価とかの予測が可能になれば、経済学者はみんな億万長者になってしまうはずだが、実際はそうなっていないことを考えれば、経済学が分析の科学で真理の科学ではないことが理解できる。すなわち、経済学では分析の前にいくつかの仮定を置いたり、他の条件を一定とするといった状況の前提を置くことによって、自然科学のような科学性をもった検証可能な答えにたどり着くことを目指す。

このように、経済学は分析科学であることから、医学のような不変の真理を探究する科学性に慣れ親しんだ医療者に、学問として曖昧さがある印象を与えるが、これに対して経済学はさまざまな前提条件を置くことで、曖昧さを排除し、自然科学のような再現性を可能とし、なんとか方法論的個人主義に基づく医学者からの批判に耐えうるものに近づけている。**方法論的個人主義**とは、簡単にいえば、社会現象を最終的には閉じられた個人行動のなかでのみ、諸処の関係性を説明しようとする考え方である。医学はこの方法論的個人主義に基づいており、たとえば病気は身体の外部から影響を受けるが、病気そのものは個人の身体のさまざまな臓器の関係ですべて説明できる。これと同様に、経済学も何らかの前提を置くことで、一定の条件下で経済活動の関係を説明可能とする。そして、経済学ではこの方法論的個人主義の前提条件として合理的経済人を用いている。**合理的経済人**とはホモエコノミクスといわれる、経済的な目的によってのみ行動する人間のことで、方法論的個人主義に基づいている。しかしながら、ホモエコノミクス以外にも、たとえば遊ぶことに人間の本質的機能を認める立場からオランダの歴史家ホイジンガが人間を規定したホモルーデンスといった言葉もあるように、人間は必ずしも経済的な目的のみで行動していない。しかし、経済学にそういった多様な動機を入れてしまうと、方法論的個人主義に基づく科学的な研究が行いにくくなるので、個人においては経済的以外の動機、合理的でない行動をとる可能性はないとして分析を進めるのが伝統的な経済学であった。すなわち、経済学がニュートン物理学的な科学的思考を行ううえで、この合理的経済人の仮定はなくてはならないものとされる。しかし、このように伝統的な経済学が医学のような方法論的個人主義に基づくための前提に置いた合理的経済人の仮定に対する批判は、その後、経済学でも医学でもなされるようになり、医学では**公衆衛生学**や予防医学といった主に疫学の手法を使い、実際の社会のなかでの医療や医学を考える社会医学が重要視されるようになり、経済学では経済学と心理学とを融合させた**行動経済学**へと発展していく。

3）計画経済と自由経済

計画経済といわれたときに**社会主義**を連想するかもしれないが、医療においても自由主義を優先するアメリカ人にしてみると、国民皆保険制度の日本の医療は社会主義的で、市場経済の方が計画経済より効率的だとする意見も少なくない。ここでいう**計画経済**は基本的に国家や地方の行政組織が計画を立て、その計画がうまくいくように官僚という選ばれた人たちが、さまざまな情報をもとに今後のあるべき姿を考え、それに向かって介入することを指す。このような経済に対する国家の介入は、**重商主義（マーカンティリズム）**という考え方に基づく場合が多い。重商主義とは、貿易などを通じて貴金属や貨幣を蓄積することにより、国富を増すことを目指す経済思想や経済政策の総称である。

たとえば、15 世紀から 18 世紀に西ヨーロッパで絶対君主制を標榜する諸国家が自らの富を増やすために行った政策などは、広い意味で国家の介入とされる。これに対して、18 世紀になるとイギリスの**アダム・スミス**は、政府が行うべき仕事として、①防衛、②司法、③道路や交通機関の維持、④教育施設の 4 つを示し、それ以外は国家の仕事ではなく、民間にその仕事を委ねるべきだとして、政府の介入を最小限にする、いわば**小さな政府**であるべきとする論理が出現する。このように小さな政府の役割は、産業革命後の 19 世紀のイギリスで典型的な政策としてなされ、それは自由放任、すなわち**レッセフェール**とよばれ、政府はより小さいほうが良いとされた。そして、これは市場という「**神の見えざる手**」によって、最適な配分がなされるという理論に基づく**夜警国家**の理論へと進むこととなる。夜警国家とは、私有財産を保護するための治安維持のみに機能を限定し、他は自由放任として、国家の介入を極力排除する考え方である。しかしその後、この小さな政府の政策によって人々の貧富の格差は拡大し、貧困と不平等を問題視する人々のなかから社会主義の思想が生まれることとなる。このような経緯を経て生まれた社会主義では、市場の取引は自由放任ではなく、逆に官僚による計画を重視するが、この社会主義を理念体系として構築したのが**カール・マルクス**と**フリードリヒ・エンゲルス**による「**資本論**」である。そして、この社会主義体制による国家は20世紀後半になってその多くが破綻するまで続くこととなる。

一方、**福祉国家**という考え方も生まれた。福祉国家とは、国家の役割をスミスが言うような防衛や治安維持などだけでなく、経済的格差の是正のための社会保障制度の整備や、失業を減らすための雇用政策も行っていくという考え方である。よって財政に対しても、雇用増大を目的として公共事業なども増やすべきだとし、部分的には「大きな政府」という考え方にもつながっている。

さらに、1990年にデンマークの社会学者**エスピン・アンデルセン**は西側先進諸国をアメリカをモデルとした自由主義的福祉国家、中央ヨーロッパをモデルとした保守主義的福祉国家、イギリスや北欧をモデルとした社会民主主義的福祉国家とし、福祉国家の発展は1つではないと論じた。この考え方を受けて「小さな政府」と「大きな政府」の中間の考え方である社会民主主義的福祉国家の考え方が出現し、イギリスの元首相のブレアは、準市場、あるいは擬似的な市場という考え方を使い、「**第三の道**」という政策を提唱した。これは、管理された経済市場でプレーヤーを競争させることによって効率的な運営を目指す考え方である。このように経済体制の有効性には諸説あり、どの説が最も優れたものであるかは未だ決着はついていないが、少なくとも我が国の医療経済は、個人は合理的経済人として、ホモエコノミクスといわれる経済的な目的によってのみ行動する人間であり、この個々の合理的経済人の行動の総和として経済全体の動きが決定されると考える方法論的個人主義を中心にする診療報酬制度をもとに運営されている。

4）主流派経済学以外の視点

このように、経済学の主流である方法論的個人主義を中心にしている我が国の診療報酬制度であるが、その前提は患者を合理的経済人としていることから、実際の医療ではそれにそぐわず、十分な説明が困難な場面がある。その理由のひとつに医療サービスの消費者である患者や、医師や医療機関などの提供者の行動様式の特殊性がある。すなわち、主流派経済学の新古典派経済学では歴史的、風土的、制度的諸条件で人間の性向嗜好は不変である。この前提に反し、実際の医療における患者、医師や病院組織の行動には、感情や歴史といった定量化できない要素が大きく関与し、伝統的な合理的経済人を前提とする方法論的個人主義に基礎を置く分析では、しばしば説明困難が生じる。これに対して、制度は歴史的、文化的な産物であるため、制度によって個人の行動規範が変わる定量化できない視点を含めた経済学に制度派経済学や経済を社会学の視点から分析する経済社会学もある。渡辺の「経済社会学のすすめ」によると、経済社会学とは「経済現象に適用された社会学的視点」と定義し、経済現象は希少な財とサービスの生産、分配、交換、消費に関する活動で、財とは人間の欲望・欲求を満足させる属性をもつものであり、サービスは労働などの有用な人間的行為としている。社会学的視点とは、たとえば、写真を撮るときカメラのファインダーを覗くが、ファインダーから見える映像は何に焦点を絞るかによって決まり、また同じ現象でも、どんなレンズを使うか、どんなアングルから撮るかによって違ってくるように、社会学という特定のレンズやアングルを用いて、経済現象という対象を説明しようとする学問といえる。すなわち社会学は、地位、役割、文化（規範や価値）、ネットワーク、勢力、紛争、不平等、制度、階層、ジェンダー、エスニシティなどさまざまな視点から、さまざまな現象を説明する学問とされる。

2. 医療の経済学的特殊性　―診療報酬はなぜ公定価格なのか―

1）情報の非対称性や不確実性

医療は、**情報の非対称性**や**不確実性**をもつ財であるという点で、**市場が失敗**し、価格による資源配分に失敗が起きるという問題が生じる。情報の非対称性とは、ある財の需要側と供給側との間に、保有する情報の質や量に差異がある状態のことである。いかなる財でも需要側と供給側との間に情報の差が存在し、買い手は売り手の製品やサービスを 100%理解してから購入することはできないが、医療の特殊性としてこの情報の非対称が大きい点が重要となる。たとえば、急に意識を失った脳出血患者は、買い手として治療というサービスが価格と見合ったものであるかをあらかじめ理解したうえで、売り手である医師から治療を購入する経済学的アプローチが極めて困難である。このように、特に救急医療など急性期患者には、患者側と医師側との情報の非対称はさらに大きくなる。

経済学者の**フランク・ナイト**は、広義の「不確実性」を情報量の制約と定義した上で、確率の測定可能な不確実性を「リスク」、また事象の希少性から確率を測定し得ない不確実性を「真の不確実性」と考え、不確実性には 2 つがあるとした。さらに「真の不確実性」は、需要サイドと供給サイドの 2 つに分けられる。需要サイドの不確実性とは、情報不足から来る場合が一般的である。医療を例にすれば、自分の健康状態、将来医療をどれだけ必要とするか、どれくらいの確率で医療が必要となるのかは不確実である。一方の供給サイドの不確実性は、自然的、構造的な不確実であり、そもそも提供者側もやってみなければまったくわからない場合を指す。

たとえば、コンピュータの修理を依頼する場合には、顧客はどこが壊れているのかわからないが、修理する専門業者側は修理可能性が高い確率であることは知っている場合が多い。ところが医療の特殊性として、高度な治療の場合、患者のみならず医師も実際には手探りで診断や治療をする場合も少なくない。

2）負の外部性と余力

負の外部性には、典型的には感染症のように他人に感染してしまう場合や、喫煙のように間接的にタバコの害を及ぼしてしまう場合があげられる。また、緊急時の備えも必要で、薬剤は、インフルエンザの特効薬であるタミフルのように緊急時の備蓄が必要であり、最大限の生産余力あるいは在庫を残しておくことが必要になる。また医師も、患者に何もおきなければ待機しているだけの場合もありえる。このように医療では、確実に需要が予測できない不確実性をもつために、需要と供給のバランスで必要量が決定されない場合があり得る。

そこで医療の世界では、ガスや電力などのように（地域）独占市場ではないが償還価格（診療報酬）が公定であり、コスト＋適正利潤＝価格の価格体系が採用されてきた。すなわち、ここでいうコストは、市場での適正なコストではない余力を見込んだコストが存在する。

3）市場と医療

日本では、病気になればいつでもどこでも、安価で医療にアクセスできる国民皆保険制度が整備されている。大辞泉によれば、保険とは「火災・死亡など偶然に発生する事故によって生じる経済的不安に備えて、多数の者が掛け金を出し合い、それを資金として事故に遭遇した者に一定金額を給付する制度。生命保険・損害保険など」とされる。経済学的には、医療という財は公共財ではなく私的財であるので、費用保障制度がない場合、医療においても価格の影響力は大きく、市場メカニズムはある程度効率的な資源配分をもたらす。たとえば、国民皆保険制度がなかった戦前までの日本では、価格の負担感ゆえに庶民は風邪などの軽い病気では手軽に受診できないことも少なくなかったので、政府としては医療サービスの需要を抑えることができた。

これに対し、第2次大戦後、医療については「価格を通した市場メカニズムの資源配分の帰結」が、基本的人権にかかわる分配の公正の観点からみて妥当ではないと考えられるようになり、アメリカ以外の経済的先進国では皆保障制度的なシステムが創設された。つまり、社会保障制度によりアクセスに対する金銭的なバリアを小さくする政策を行ったのである。逆にいえば、市場メカニズムが機能する、すなわち、価格が利用の量に影響するからこそ、社会保障制度による費用支援が必要ともいえ、市場メカニズムが機能する医療は、機能しない公共財ではなく私的財であるとする根拠となっている。

経済学において、市場メカニズムが機能しない公共財として例に出されるものに灯台がある。灯台は、通行船舶に光で自分の位置を示す機能をサービスとして供給するが、需要側の船舶は光を確認する都度、その代金を支払わないし、灯台も費用を支払ってもらっていないから光を示さないということはできない。また常識的にいって、混雑のために灯台の明かりが見えないということもないので、需要側と供給側の間に価格をもとに取引が行われず、国や自治体などが公的にその費用を負担しなければならない。

このような公共財に近い医療に、無理やり市場メカニズムをそのままあてはめると、その機能が負の方向に発揮され、分配の公正感に反する帰結をうむ可能性がある。したがって日本では、私的財である医療における価格メカニズムの影響を小さくするために、高額療養費制度を含め、費用保障制度（医療保険制度）が構築されたといえる。このような考え方を価値財という。また、情報の非対称性がかなり大きい医療という市場では、高い医学知識をもつ医師から見れば、治療効果がさほど期待できない民間療法が高額な価格で取引されている例があるように、価格メカニズムが働かない場合がある。このような医療供給側の不当な価格のつり上げを防止し、適切な価格を維持するために、我が国の保険医療に対する価格は公定になっている。具体的には、医療機関が保険者に請求する費用は、中医協（中央社会保険医療協議会）という厚生労働大臣の諮問機関で専門家によって主に診療報酬として決定される。

3. 医療政策の課題

1）政府の失敗

このように、私的材であるにもかかわらず市場メカニズムがうまく機能しない医療は、国民皆保険制度を用いて供給や価格はすべて政府に任せておけばうまくいくとこれまで考えられてきた。しかしその後、市場のみならず、政府も失敗するのではないかという考え方が現れた。経済学者の**スティグリッツ**は、この政府の失敗の原因を①政府による政策の予測が困難な点、②市場への影響が限定的な点、③政治過程による制約、④官僚制の非効率であるとしている。そして、この政府の失敗は、従来の**パターナリズム**、福祉の視点に基づく公正重視の大きな政府と、新古典派経済学に代表される小さな政府の考え方のどちらでも起こることから、社会学者のギデンズの考え方に基づいたイギリスのブレア元首相は、この2つの対立する思想や諸政策に対し、前述したように両者の利点を組み合わせた公正と効率の両立を目指した第三の道という政策を展開した。

2）今後の課題

日本の未来に悲観的な見方が横行している根拠の1つは、人口問題である（図 10.2、10.3）。

日本の総人口は、2004 年をピークに、今後 100 年間で 100 年前（明治時代後半）の水準に戻っていく。
この変化は千年単位でみても類をみない、極めて急激な減少。

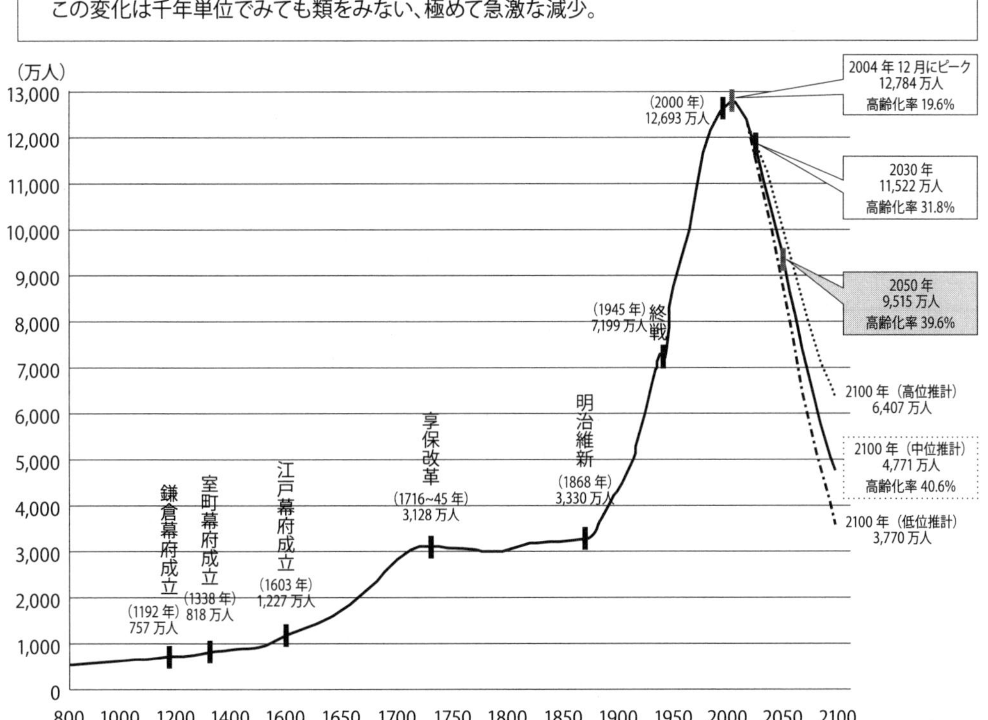

出典：総務省「国勢調査報告」、同「人口推計年報」、同「平成 12 年及び 17 年国勢調査結果による補間推計人口」、国立社会保障・人口問題研究所「日本の将来推計人口（平成 18 年 12 月推計）」、国土庁「日本列島における人口分布の長期系列分析」（1974 年）を基に、国土交通省国土計画局作成

図 10.2　我が国の人口推移と今後の予測

総人口に占める 65 歳以上の人の割合が 21%を超えると超高齢社会となる。5 人に 1 人が 65 歳以上の高齢者となる、高齢社会の最終形でもある。医療経済的には、近年の医療費増加の主因は技術進歩と高齢化といわれ、国が財政的に破綻してしまうのではないかという議論がある。**プライマリーバランス**とは、公債などの借入を除いた税収などによる歳入と、借入に対する元利払いを除いた歳出の収支のバランスのことをいうが、高齢化による医療費支出がこのまま増加しプライマリーバランスの赤字が続くと、それを埋めるために政府は国債発行残高を増加せざるを得ず、その債務はいつか国家財政を破綻させるのではないかという危険を含んでいる。

日本の人口は近年横ばいであり、人口減少局面を迎えている。2060 年には総人口が 9,000 万人を割り込み、高齢化率は 40%近い水準になると推計されている。

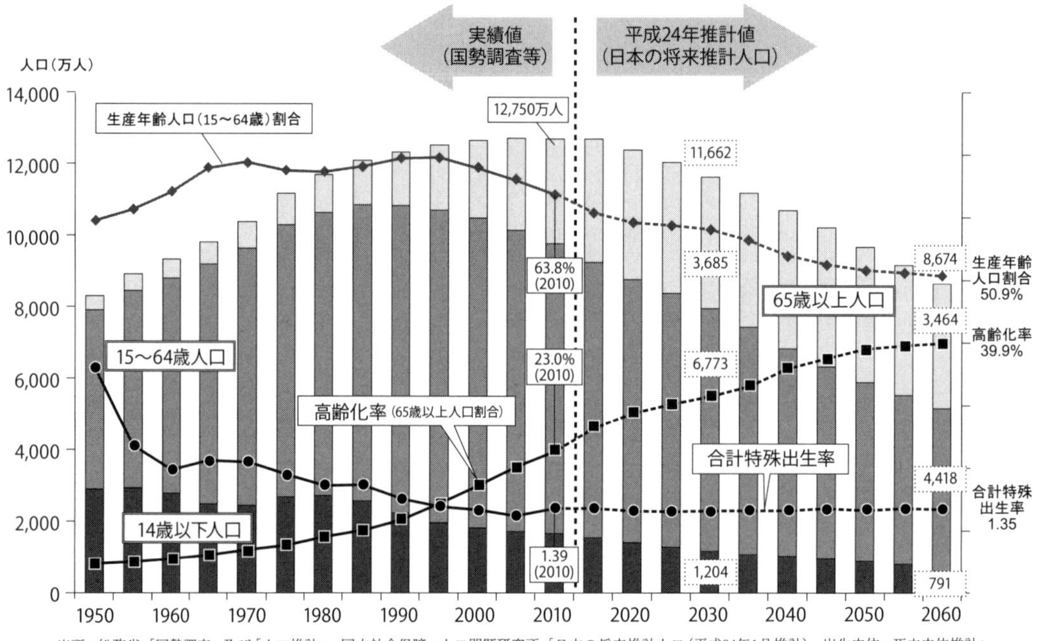

出所：総務省「国勢調査」及び「人口推計」、国立社会保障・人口問題研究所「日本の将来推計人口（平成24年1月推計）：出生中位・死亡中位推計」（各年10月1日現在人口）厚生労働省「人口動態統計」

図 10.3　年齢 3 区分別人口推移と今後の予測

また、この医療費は、社会保険料、税金、自己負担が財源で、多くの国では、社会保険料は労使折半になっている。すなわち、医療費の増加は、企業の負担増を伴うわけで、この費用の増加が、企業の国際価格競争力をそいでしまう危険があるとの産業界からの批判がある。実際にアメリカでは、自動車会社である GM の鉄の購入量や、コカコーラ社のコーラの原料を購入する金額よりも、各社が支払っている医療費の額のほうが大きかったという例がその負担の大きさを裏付けている。その一方で医療サービスは、それまで受けられたサービスを止めることや、医療機関を地域から撤退させることは、社会的影響が大きく困難が伴う場合が多く、財政問題だけをもって、医療供給量を調整することはできない。このような大きな流れのなかで、医療に求められるものが提供者側の論理から生活者側の価値へと変化をしている。これまで、日本の患者は国民皆保険の下で自分で医療を選択するということにあまり慣れていなかったが、今後は、ICT時代、ネット時代の到来によって、消費者主権、つまり選択するのは消費者であるという考え方がますます強くなり、医療の選択にも、患者、あるいは生活者の参加が極めて重要と考える。

第 11 章　医療経済と政策

1. マクロ経済学とミクロ経済学

伝統的に経済学には、大きく**マクロ経済学**と**ミクロ経済学**に分けられる。マクロ経済学では、経済全体の行動をインフレ率や失業率などの集計された量を用いて分析するのに対して、ミクロ経済学では、商品やサービスの取り引きが行われる経済市場のなかで、個々の生産、労働、資本の動きを細かく分析する。このように、ミクロ経済学とマクロ経済学は同じ経済現象において異なった視座に立っており、患者や病院、医師などが相互に行う個々のサービスの取り引きを分析する医療経済学はミクロ経済学に属し、**国民医療費**などが国家の財政に与える影響を分析する医療経済学はマクロ経済学に属する。

ミクロ・マクロのどちらの医療経済学も、伝統的な合理的経済人の前提に基づく経済学から、今日では、心理学的に観察された人間行動を経済学の数学モデルに取り入れていく行動経済学のなかに取り込まれ発展している。すなわち、行動経済学が発展する以前の経済学では、人間1人ひとりの行動を個別対象にしていなかった。たとえば、A さんはこのように考える、B さんは別の考えをもっているとか、あるいはA さんは1人っ子である、B さんは3人兄弟の末っ子であるといったように、人間は環境が異なることで個性つまり考え方に変化が生まれるのであるが、それをいちいち考えないことにしようというのが、それまでの経済学の前提条件であった。

これに対して行動経済学の考え方は、公衆衛生でいう「行動変容」にもつながる考え方を取り込み、人間は常に合理的な行動のみを取るとは限らないという前提で経済行動を説明している。この行動経済の登場によって、経済的な損得だけを判断材料としない患者行動など、医療分野についても経済学で分析できる道が大きく広がった。

2. 医療に対する経済評価

行動経済学以外にも、医学や医療と経済学との関係が深い分野に、計量経済学の手法を使って医療分野における政策的な課題を解決しようとする**テクノロジー・アセスメント**という手法がある。これは科学技術のもたらす正や負の影響を予見・分析し、技術の有用性を評価する手法で、なかでも以下のような医療技術を評価するヘルス・テクノロジー・アセスメント（HTA）は、一般的なテクノロジー・アセスメントとは初期に分化して独自の発展を遂げ、今後、医療サービスの各新技術を医療保険でカバーすべきかについての判断指標として注目されている。詳しくは別の章で詳述するが要点のみ述べる。

1）費用効果分析

費用効果分析はCEA（cost effective analysis）と略される。この手法は、費用に対する医療行為により生じる平均余命の伸び等の自然的単位を効果として測る方法がある。

2）費用効用分析

費用効用分析はCUA（cost utility analysis）と略される。前述したCEAのような客観的指標に加えて、生活の質（QOL）を考慮した平均余命の伸び（QALYs：quality-adjusted life years）を用いることが多い。すなわち、健康状態によって、同じ生存であっても生活の質が異なるとの考えに基づく。具体的には、完全に健康な状態を1にして、たとえば失明していると0.5であると仮定する。そして、健康状態の0から1を係数として、年数を乗じてQALYsとする。ただし、個人の感じ方の違いを表現することは難しく一貫性に欠けるとされ、効用の個人間比較が困難との指摘もある。

3）費用便益分析

費用便益分析はCBA（cost benefit analysis）と略される。他の分析方法より応用範囲が広い。たとえば、公共投資が社会に及ぼすすべての利益・損失を貨幣単位で測定し、便益が費用に見合っているかを計算する。私企業の意思決定にも、売上高など私的便益と私的費用を比較するかたちで応用できる。また、社会全体の意思決定では、社会的便益と社会的費用とを比較する。たとえば、道路を建設するのであれば、便益として節約時間／自動車の運行費用の節減、事故の回避・緩和／既存道路の混雑軽減としたりする。その一方で費用として、建設費用／追加的維持費、料金徴収費などを計算し、便益と費用の差で計算することになる。ここで、費用には機会費用（opportunity cost）すなわち、ある選択を行うことにより失ったもののうちで最大の価値をもつものの価値を含むことに注意を要する。機会費用の考え方は、ある制約（時間や、予算）の下で最大の成果を考える場合には欠くことが出来ない経済学的な考え方になる。また、医療の場合には、便益とは自発的支払額、すなわち消費者がその行為に自発的に支払っても良い最高額、WTP（willingness to pay）で計算する。ただし、この分野の場合には、便益や損失を貨幣に換算することが難しく正確さに欠けるという批判がある。

4）費用最小化分析

費用最小化分析はCMA（cost minimization analysis）と略される。同一の効用をもたらす医療のなかで最も費用の安いものを分析する手法である。

以上の4つのような費用効果分析を薬剤に対する経済的な意思決定に用いる分析を**薬剤経済学**という。たとえば、当該医薬品を投与した場合に発生する費用と結果を明確化し、異なる治療プログラムを比較する場合がこれにあたり、簡単にいえば費用対効果を考える根拠、意思決定でいえば、費用対効果を考えて治療を選択する根拠になり、最近では高額な薬剤についての評価などで注目されている。

3. 医療政策のプレーヤー

政策決定には、それを決定するあるいは実行に移す**プレーヤー**がいる。ここでは、医療政策を巡るプレーヤーについて概説する。

日本の医療政策体系は、消費者である患者と、医師や医療機関等の医療提供者と費用補償者である医療保険者の3者間の関係で考えるとわかりやすい（図11.1）。

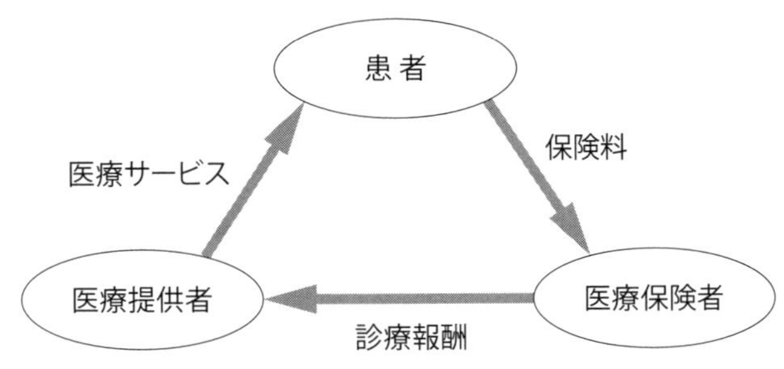

図11.1 医療政策のプレーヤーとその関係

出所：『入門医療政策』

まず、患者は医療保険者に保険料を支払う。患者は医療提供者から医療サービスを受け、医療提供者は医療行為に対して医療保険者から診療報酬を受ける。そして、この3者間の関係は静的なものではなく、医療制度の変更によって相互の力関係のバランスで変化し、そこにはその時代の政治が大きく関与する。

1）政治と医療政策

戦後の高度経済成長期の我が国の体制は、情報などの東京一極集中と、公共事業を通しての地方での雇用の創出を行うもので、野口はその構造の原型を1940年体制にあるとしている。

1940年体制とは、当時の大日本帝国が戦争をより効果的に遂行するために政治・経済・社会を改革した国家社会主義的戦時体制のことであるが､国家総動員法のもとで所有と経営の分離、国による資源配分、業界組織の編成、地主の権利制限、生産倫理の高揚が図られた。そして、その構造は終戦後GHQによる占領を経ても温存され、官僚統制、銀行本位制など高度経済成長を支えた体制へと継承された。そして、この官僚制度は、政治体制が「改憲・保守・安保護持」を掲げる自由民主党と、「護憲・革新・反安保」を掲げる日本社会党の2大政党体制、いわゆる55年体制によって、より強固となっていった。このような安定した自民党政権下では、医療への政治的な介入も安定したものとなり、医療政策を決定する3つのプレーヤーの関係も単純な構造であった。

すなわち、この時代は人口も増加し、経済も成長を遂げていたために、患者はより良い医療サービスを望み、保険者は医療費の増加に寛容で、医師会は利益の増加につながるとして診療報酬の増額を求め、患者、保険者、医療提供者の3者の思惑は一致した。そして、医療費の削減を迫る大蔵省との対立はあったものの、厚生省にとっても医療費を確保するという立場からプレーヤー3 者と同じ方向であり、医療政策は量的拡大を追求してきた時代であった。

このようなそれまでの医療政策をプレーヤーの立場から分析した**池上**、**キャンベル**は、日本の医療を「厚生省は公衆衛生政策の実践であり、具体的には、すべての地域住民の健康水準の向上を目的として、行政が立案した計画に従って医療が提供される様な体制が目標であり、日本医師会の目的はプロフェションの自由であり、具体的には、それぞれの医師が長い臨床経験によって「芸」として極めた医療を、誰にも拘束されることなく、各各の患者のニーズに応じて提供できるような態勢が目標である。」とまとめている。

2）諸外国の医療政策モデル

このような医療政策にはいくつかのモデルがある。第 1 に、税金で医療を行っている国、言い換えれば国が医療全体を強い力で管理しているイギリスがある。このような国は、税金の支出を抑えようとするため、公衆衛生、すなわち疾病予防に力を入れる傾向にあり、これを公衆衛生主導モデルとよぶ。第 2 にアメリカのように、公的な保険制度さえなく民間が中心になっている国では、公衆衛生より産業としての医療、言い換えれば最先端の技術を使って疾病を治療し、それで対価を得るという治療モデルになる。第 3 に、社会保険で医療財源を賄っているドイツやフランス、日本は、公衆衛生主導モデルと治療モデルのどちらも両立させるようとする中間モデルとなっている。

3）プレーヤーとしての政府

政府とは、国家における統治機関・政治機構の総称で、広義には統治に関わる行政・立法・司法などすべての機関・機構の総称であるが、狭義には行政権の属する「行政府」のことである。政府の医療政策としては、国民に質の高い医療を提供すると同時に医療費についての支出には厳しく監視する役割を担う、すなわち公衆衛生モデルを行う一方で、治療モデルとして医療を国民に普及させ、産業として世界に輸出しようとする視点も有する。これは、近年アジアの諸国が、医療に対して産業と位置付ける治療モデルとして競争力をもってきたことに日本政府として対抗せざるをえないという地政学的な事情もあると思われる。

4）プレーヤーとしての生活者

生活者は、最も重要なプレーヤーかもしれないが、多様な価値観があるので明確な方向性をもちにくく、公衆衛生モデル、疾患モデルで分析をすることは難しいが、社会の成熟化に伴い、国の経済に医療を含めたサービス産業の占める割合が増加している。また、物に対して満足を得た生活者は、究極のサービスとしての医療への関心を増加させている。その点において、医療に対する満足度の見方が厳しくなっているともいえ、ある意味、最高の医療を最低の費用でといった身勝手な判断をしがちとなり、公衆衛生モデルや治療モデルのどちらかを強く意識しているとはいえない。あたかもその両方を実現できるかのような政策を掲げる政治をポピュリズムとよび、問題であるとの指摘がある。

5）プレーヤーとしての患者

患者は、生活者の特殊な場合として別に考えたい。患者は自分が満足できる医療を求めており、さらにその求めているものが多様化している。すなわち、かつてのような感染症対策のような一律的な対応を求めているわけではなく、場合によっては疾患に対する治療を求めていない場合もある。さらに近年では、経済情勢の悪化に伴い、治療の費用対効果を判断要素に取り入れる患者も増え、そもそも医師を受診しないという選択肢を選ぶ場合もでている。さらに、最近では患者団体が重要なプレーヤーとして登場しているが、これらは医療政策全般に対してというより、「がん」「ワクチン」のような個別疾患に対してアピールするものが多い。たとえば、混合診療に対しての患者対厚生労働省の裁判が行われたことは記憶に新しい。内容としては、2007 年 11 月に東京地裁は、混合診療における保険給付を求める訴訟の判決のなかで「健康保険法などを検討しても、保険外の治療が併用されると保険診療について給付を受けられなくなるという根拠は見いだせない」とし、国による現状の法解釈と運用は誤りであるとの判断を下した。しかし、厚生労働省の控訴に対して、東京高裁は 2009 年 9 月に、混合診療の禁止を適法として原告患者側の請求を退ける判決を言い渡した。そこでは、保険医療機関および保険医療養担当規則第 18 条で「保険医は、特殊な療法又は新しい療法等については、厚生労働大臣の定めるもののほか行つてはならない」とされており、混合診療を原則として禁止したものと解するのが相当と判断を示されるように、患者がプレーヤーとして政策に直接関与する時代となっている。

6）プレーヤーとしての医療提供者

病院関係者の多く、特に外科系あるいは大学病院関係者は、治療モデルの支持者の傾向が強い。それは、急性期医療が病院中心に高度な治療を行うことを目標としている点が理由といえる。したがって、医療供給者でも開業医中心の日本医師会は、どちらかといえば公衆衛生モデルを志向している。

7）プレーヤーとしての保険者

昨今の医療費の増加によって財務的には弱体化している日本の保険者であるが、ドイツなどでは、医療の効率化の要として保険者機能に期待が寄せられ、保険者連合を形成し、権限の拡大がなされている。日本においても、診療報酬（レセプト）データの解析が研究機関等では可能になり、徐々に保険者の力は増していくと考えられる。また、疾病予防ということで特定健診に力を入れているが、現状では医療費削減の根拠は未知数な部分も多く、いわゆる「壮大な実験」と揶揄されることもある。モデルとしては公衆衛生モデルで、医療費削減を希望するスタンスであることは間違いない。

4. 医薬品と医療政策

1）薬漬け医療

日本人は薬が好きで、薬漬け医療だという指摘があるが、確かに日本人は薬剤の数をたくさんもらう傾向にある。実際に「受診するたびにもらう薬剤がすごく多い」という声は多く、確かに日本人は薬を多く処方してくれる医師を好む傾向があり、場合によっては「この薬が欲しい」と請求する場合もある。これは、日本で処方されている薬剤、あるいは処方されていた薬剤は、副作用が少なくて効果も比較的少なめの薬剤、弱めの薬剤が多かったので、医師にも副作用という意識が少なかったので処方数が増える傾向にあったともいえる。また、日本の場合、自己負担割合が低いために、必ずしも医師で処方してもらわなくてもいい薬剤、ビタミン剤とか、サロンパスのような貼り薬、こういった薬剤を薬局ではなくて病院で処方してもらう傾向にあることがあげられる。たとえばアメリカではビタミン剤とか軽い風邪薬、バッファリンに代表される痛み止め、ガスターといったH2ブロッカー、こういったものはOTCとして薬局で購入している。

2）薬価差問題

経済学の視点では、「**薬価差**」というものがある。薬価差とは、医療機関や調剤薬局が薬剤を購入した値段と実際に処方あるいは調剤した値段、つまり保険でもらえる値段との間の値段の差をいう。従来はこの薬価差が非常に大きく、したがって、医師は薬剤を処方すると薬剤の値段の数パーセントが薬価差になるので、処方する薬を増やすことで利益をあげようとすることも少なくなかった。

すなわち、行動経済学で考えると、医師の行動としては、日本人の患者は薬剤をもらうと喜び、自分も利益を得られるので処方を増やす傾向にあった。つまり、一般的に処方が増えれば病院に支払う薬代が増え、患者の満足度は減少するが、保険によって自己負担が低く、かつ欧米では薬局で買うであろう薬剤も医師から処方してもらえるので、医師も患者もたくさんの薬を消費することとなる。そういうことで、医師も1人の患者さんにたとえば10種類の薬剤を出し、その10種類分の薬価差が収益として入っていた。もちろん、すべて収益のためではなく、薬剤を処方してあげるのが親切という感覚があり、風邪だとわかっても抗生剤を処方してしまったというのは、好意からの意味も大きい。その意味では制度上の問題点であり、たとえば、イギリスでは風邪だと診断されたら、薬局で薬を買うように指導されるし、場合によっては暖かくして寝ていなさいと指導するだけのこともある。

この処方薬の抑制に最も効果的な方法は、医師の処方を抑制する動機付けを行うことであるが、そのために、厚生労働省は薬価差を減らすために流通経済策として医師から薬の販売を切り離し、薬局に販売を任せる医薬分業にした。日本薬剤師会は「医薬分業とは、地域において、医師の処方せんに基づき、薬の専門家である薬剤師が、処方内容を確認した上で、適正に管理されて品質が保証された医薬品を用い、正確に調製した薬剤を、適切な指導を加えて患者に交付することによって、医師と薬剤師が専門的な機能で協力し合い、よりよい医療を患者に提供することをいう」とし、さらに「医薬分業とは、医薬品に関する総ての業務、すなわち、開発、製造、供給、試験、管理、情報、調剤、指導、相談に至るまでの責任と主体性を薬剤師がもつことによって、医療の合理化と医薬品供給の円滑化を図り、国民の健康な生活を確保するために貢献することをいう」としている。

つまり、医師が自分のところで購入して、自分のところで薬剤を処方すると薬価差が医療機関の収入になるが、院外の薬局が処方をすることになれば、医療機関にはその薬価差を得ることができない。もちろん薬局も少しでも薬価差による利益を求めるが、薬局側は処方を決める権利がないので、自ら薬価差を増やすことはできない。一方で医師側は処方薬を増やしても自分の利益に直接つながらないので過剰な薬を処方しないという仕組みとなった。

さらに、薬剤費を含めた包括払いという仕組みが導入され、その代表例が 2003 年 4 月より全国 82 の特定機能病院等において開始された図 11.2 に示す DPC/PDPS という支払い方式になる。これらの政策導入の結果、トータルの薬剤の費用が国民医療費の 30%ぐらいの薬剤代だったのが、今では 20%以下になり、薬剤を処方する量が減ることとなった。

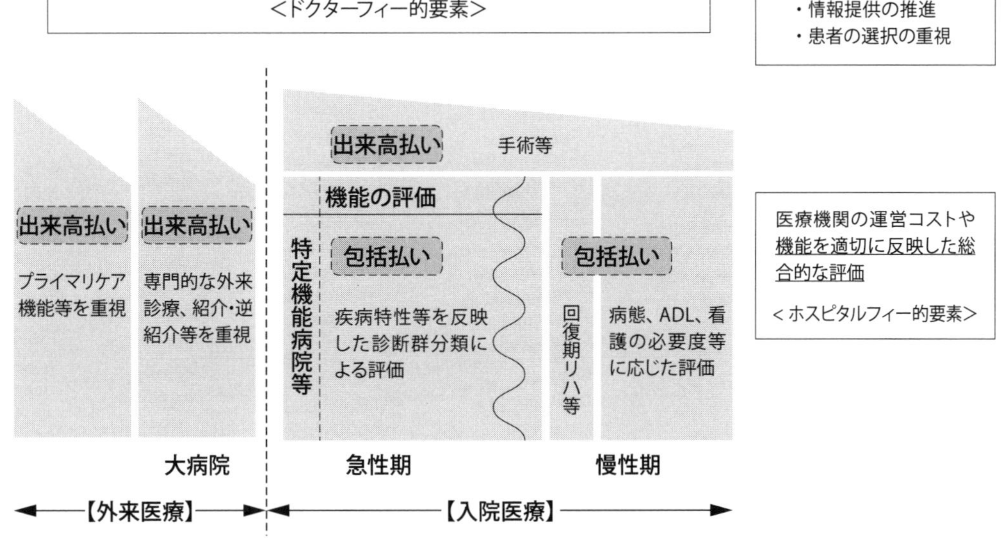

図 11.2　診療報酬体系の見直し

出所：厚生労働省資料

第 12 章　薬剤経済学の基礎

1．薬剤経済学とは

薬剤経済学（pharmacoeconomics）の国際学会である国際医薬経済・アウトカム研究学会（International Society for Pharmacoeconomics and Outcomes Research, ISPOR）が発行している用語集では、薬剤経済学を以下のように定義している[1]、[2]。

「Pharmacoeconomics is the scientific discipline that assesses the overall value of pharmaceutical health care products, services, and programs. Of necessity, it addresses the clinical, economic, and humanistic aspects of health care interventions in the prevention, diagnosis, treatment, and management of disease. Pharmacoeconomics thus provides information critical to the optimal allocation of health care resources. The field encompasses experts of health economics, risk analysis, technology assessment, clinical evaluation, epidemiology, decision sciences and health services research.

（薬剤経済学[1)]は、医薬品関連の医療製品、サービス、プログラムの総合的な価値を評価する科学的専門分野である。必然的に、それは疾患の予防、診断、治療、管理において、医療介入の臨床的、経済的、人道的な側面を対象とする。そのため、薬剤経済学は医療資源の最適な配分に不可欠な情報を提供する。この分野には、医療経済学、リスク分析、技術評価、臨床評価、疫学、決定科学、医療サービス研究の専門家が含まれる）」

薬剤経済学にはさまざまな研究手法や研究分野が含まれるため、一言で定義することは難しいが、諸外国で近年盛んに導入されている医療技術評価（health technology assessment, HTA）や我が国における費用対効果評価の行政利用の流れのなかでは、薬剤経済学を、効率的な医療資源活用のための医療技術の費用効果分析として扱うことが多い。そのため本稿では、薬剤経済学の研究領域のなかでも、特に費用効果分析に焦点を当てて論じることとする。なお、「薬剤経済学」という名称から、薬剤だけを対象とした研究と思われがちであるが、費用効果分析の手法は普遍的であり、医薬品だけでなく、医療機器や検査、あるいはそれらの組み合わせによる治療戦略を対象として実施することも可能である。

2．医療における費用対効果の考え方

1）一般社会における費用対効果の考え方との違い

ここで医療の費用対効果を考える前に、一般社会における費用対効果について考えてみる。例として、あるシステム開発会社の営業社員（A とする）が、クライアント先（B 社とする）で

1) ISPOR の日本語版用語集では、pharmacoeconomics の日本語訳に医薬経済学を用いているが、本稿では薬剤経済学とした。

新しいシステムの売り込みをしている状況を考える。営業Aはクライアント B 社に以下のように売り込みをかけている。

「ご提案するシステム開発費用は1億円ですが、このシステムを導入することによって事務処理業務が大幅に軽減されるので、2億円分の事務処理作業の削減が期待でき、最終的に1億円の費用削減となります。ですから弊社のこのシステム開発は費用効果的です」

この例のように、一般社会では何かを行うことにより最終的に費用削減になる、あるいは利益の拡大につながる場合に「**費用対効果**が良い」という言葉が使われる。すなわち、ビジネスでは利益の創出が目的であり、効果は金銭で評価されるので、費用対効果の評価も、いわゆる「儲かるかどうか」、「得かどうか」という視点で行われる。また、その効果も「お金」、費用も「お金」と同じ単位となるため、費用対効果は、「費用」－「効果」という引き算で計算することができる。一方で、このような「費用対効果」の考え方が医療の費用対効果を考えるときにも同じ方法でよいかという問題がある。特に公的保険制度の下では、医療はビジネスと異なり「儲けること」や「経費（医療費）を削減すること」が目的とされず、医療の目的は「国民の健康を維持・改善すること」で、少なくとも金銭で評価できるものではないことは明らかである。従って、医療の費用対効果はビジネスの場合のように引き算で計算するのではなく、医療の目的である健康改善を獲得するために費用がいくら必要となるか、つまり「費用」÷「効果（健康改善）」という割り算で計算することが必要となる[2)]。

2）費用と効果の相対評価

医療の費用対効果の議論において「治療をしないで早く患者さんが亡くなったほうが費用効果的ではないか」というような意見を聞くことがあるが、これは全くの的外れである。治療をせずに患者が早く亡くなることにより医療費は削減されるかもしれないが、「国民の健康の維持・改善」という医療の目的は達成されていない。この話が的はずれである理由は、費用だけを考えて効果を無視しているためである（図12.1)。よって、医療の費用効果分析では、まず「効果」の評価を行い、評価対象となる医療技術が、比較対照よりも国民の健康の維持・改善により大きく貢献していることを確認することが必要である（同等と考えられる場合は、比較対照よりも医療費が小さくなることが求められる（費用最小化分析))。そしてそれが確認できてから、はじめて費用の評価や費用対効果の評価へと分析を進めることができ、効果が確認できなければ、その費用効果分析はその時点で終了となる[3)]。すなわち、効果を無視した費用だけの分析はあり得ない。

このように、一般的にビジネスの費用対効果評価では利益の増大や費用の削減を目的とすることが多いため、医療の費用対効果を論じる際も、医療費削減と直結させた短絡的な議論がされることがあるが、医療における費用対効果をビジネスにおける費用対効果と同様に扱うのは間違いとなる。

[2)] 引き算で計算する費用便益分析という手法もあるが、ここでは考えないものとする。

[3)] 評価対象技術と比較対照技術を入れ替えた費用効果分析は可能。

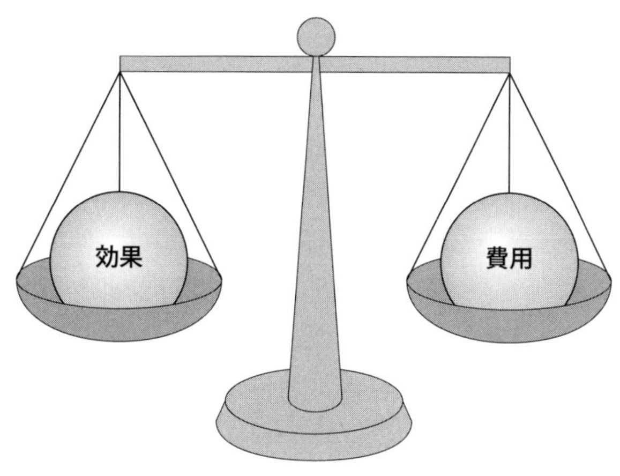

図 12.1　薬剤経済学は費用と効果の相対的評価が必要

3. 医療における効果指標　―QALY

薬剤経済学では、医療の効果（価値）を、患者の**生命予後（生死・余命）**と**生活の質**（quality of life, QOL）の変化により評価できると考える。医師の診療、看護師の看護、医薬品、医療機器、その他医療に係わるさまざまな行為はすべて患者の生命予後、あるいは QOL（あるいは両方）の改善に貢献しているはずである。しかし、生命予後と QOL という 2 つの評価指標に分かれていると総合的な評価が難しいので、生命予後と QOL を一緒に評価することができるように、「**質調整生存年**」という指標が考え出された。英語では「quality-adjusted life year」なので、略して QALY（クオーリー）とよぶ。QALY は、QOL で重みづけした生存年（の累積）となり、同じ 10 年間でも健康で過ごす 10 年と病気で過ごす 10 年では価値が異なると考えられるため、その 10 年に価値（QOL）をかけたもので評価しようとする考え方である。

次に、例をあげて QALY の計算方法を説明する。図 12.2 に、A さんと B さんという 2 人の 40 年間の過ごし方を示した。縦軸が QOL、横軸が生存年を示している。縦軸の QOL は、人々の健康状態（から得られる価値）を 0（死亡）[4]から 1（完全な健康状態）に基準化して、一次元で数値化したものである。このような値を QOL 値とよぶ[3]。A さんは、最初は QOL 値が 1.0、つまり完全に健康な状態であるが、10 年後に何か病気をし、QOL 値が 0.8 に下がった。それから 10 年後にもまた何か病気をし、今度は QOL 値が 0.5 に下がった。さらに 10 年間過ごしたときに大病を患い、QOL 値は 0.2 にまで下がった。そしてそのまま 10 年間過ごし、40 年目に亡くなった。一方 B さんの QOL 値は最初から 0.5 とあまりよくないが、長生きをして A さんと同じ 40 年目に亡くなった。QALY では、生存年に QOL 値をかけたものを累積して計算するので、たとえば A さんの場合は、QOL 値が 1.0 の状態で 10 年、0.8 で 10 年、0.5 で 10 年、0.2 で 10 年過ごしており、それぞれ QOL 値で重みづけした生存年を合算して QALY を計算すると、1.0×

---

[4]「死ぬより悪い」健康状態として負のスコアも取りうる。

10年＋0.8×10年＋0.5×10年＋0.2×10年＝25QALY、つまりAさんのQALYは25QALYとなる。一方BさんはQOL値が0.5の状態で40年間過ごしたので、0.5×40年＝20QALYとなる。QALYはその定義から、「完全な健康状態で生きると考えた場合の生存年」と考えることもできる。その場合、Aさん、Bさんの生存年（完全な健康状態で生きたとした場合）はそれぞれ25年と20年ということになる。なお、図12.2の縦軸のQOL値は、疾患特異的な評価値ではなく、あらゆる疾患を同一の基準で評価できる値である。QOL値にはさまざまな測定方法があるが、最近ではEQ-5Dという方法[4]が用いられることが多い。薬剤経済学の目的は、効率的な医療資源の活用であり、費用対効果を考えるための効果指標もこの目的に資する必要があるが、QALYを構成する生存年とQOL値は疾患に依存しないため、QALYにより疾患横断的な評価が可能である。

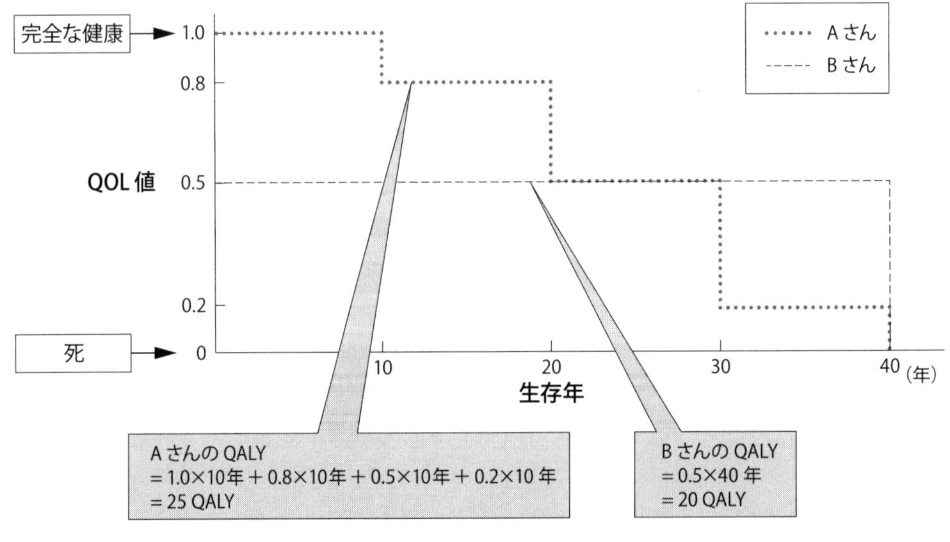

図12.2　QALYの計算

4. モデル

QALYを評価するためには、長期間にわたるQOL値の変化を把握する必要がある。また、費用対効果を評価するためには、同じ時間軸で患者に発生するさまざまな費用を評価することも必要となる。たとえば、高血圧患者に対する降圧剤の費用効果分析を行う場合には、評価対象薬剤を服用した場合と、比較対照薬剤を服用した場合のさまざまな長期的な予後（脳卒中や心筋梗塞などの循環器系疾患の発生有無や、その後の生命予後、退院後の要介護度など）の推計が必要となるが、これらを臨床試験の限られた追跡期間内ですべて評価することは困難である。

よって薬剤経済学では、臨床試験のなかでQALYや費用を評価するのではなく、治療の流れや患者の予後を簡略化して表現したモデルを構築し、シミュレーションによりQALYや費用を推計することが一般的である。この代表的なモデルには、**ディシジョンツリー**と**マルコフモデル**があり、ディシジョンツリーは急性疾患の分析に、マルコフモデルは慢性疾患の分析に用いられることが多い。

図 12.3 に簡単なマルコフモデルの例を示す。マルコフモデルは、患者の取りうる状態とその状態間遷移を定義することにより構築されるモデルである。図 12.3 のマルコフモデルでは「健康」、「罹患」、「死亡」の 3 つの状態像が定義されている。矢印で結ばれた状態間では矢印の方向に変化することができる（このような図を状態遷移図とよぶ）。たとえば「健康」から「罹患」へは矢印があるが反対方向にはない。これはいったん「罹患」に進展してしまったら後戻りできないことを意味している。状態間の移動のスピードは矢印に付随する遷移確率で示される。図 12.3 では「健康」から「罹患」へ年間 20%の確率で移動することがわかる。

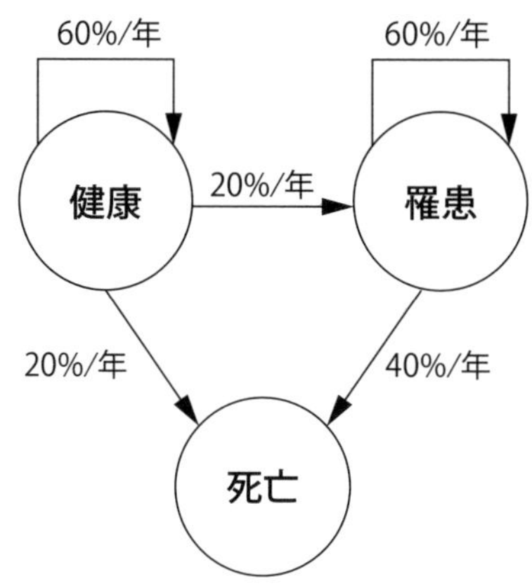

図 12.3　マルコフモデル(状態遷移図)の例

マルコフモデルは通常、**集団（コホート）**を対象としたシミュレーションを行う（コホートシミュレーション）。シミュレーション開始時に「健康」の状態に 100 人のコホートが存在すると考えたときの、3 年間のコホートの分散状況をシミュレーションしたのが図 12.4 である。このコホートの分散状況と、各状態に定義した QOL 値・医療費によって長期間にわたる QALY や医療費を計算することができる。実際の分析で用いられるモデル構造はもっと複雑で、QALY や費用の計算も図 12.4 のように単純ではないが、基本的な考え方は同じである。また、マルコフモデルは、慢性疾患を対象とした分析でよく使われるが、コホートシミュレーションでは、過去の状況を記憶しておくことができないという欠点がある。たとえば図 12.4 の 3 年目では、罹患状態に 24 人存在しているが、いったん罹患の状態に入ってしまうと、それまでの履歴を識別することができない（たとえば 24 人のうち、3 年目に罹患した人が何人で、2 年目に罹患した人が何人といったような識別をすることができない)。このような特徴をマルコフモデルの無記憶（メモリーレス）とよぶ。分析によってはメモリーレスのためにモデル化が困難なケースもあるが、そのような場合はコホートシミュレーションではなく、個人レベルのシミュレーションにより解決できる場合がある。これはコホートとして設定した集団を 1 人ずつ確率的なシミュレーションにより長期的な遷移を推計する手法で、コホートシミュレーションよりも複雑な分析を扱うことが可能であるが、高度なプログラミング技術が必要となる。

年	患者分布 （各状態は図 12.3 のとおり）	費用、QALY 計算（100 人分） （健康、罹患、死亡の年間費用は 1 万円、10 万円、0 円、QOL 値は 1、0.5、0 とする）
1 年目	100 人 → 0 人 0 人	費用　：1 万円 ×100 人＝100 万円 QALY：1.0×100 人＝100QALY
2 年目	60 人 → 20 人 20 人	費用　：1 万円 ×60 人＋10 万円 ×20 人＝260 万円 QALY：1.0×60 人＋0.5×20 人＝70QALY
3 年目	36 人 → 24 人 40 人	費用　：1 万円 ×36 人＋10 万円 ×24 人＝276 万円 QALY：1.0×36 人＋0.5 × 24 人＝48QALY
3 年間計		3 年間合計費用　：100 万円＋260 万円＋276 万円 ＝636 万円 3 年間合計 QALY：100QALY＋70QALY＋48QALY ＝218QALY

図 12.4　マルコフモデルによるアウトカム計算

5. 増分費用効果比（ICER）と閾値

モデルを使って分析対象薬、比較対照薬の QALY と医療費を推計した後は、費用対効果の評価になる。薬剤経済学では、費用対効果の考え方を整理するために図 12.5 のような費用対効果平面が用いられる。

費用対効果平面では、比較対照に対する分析対象の費用と効果の大小関係により 4 つの領域が作られる。いま、従来薬に対する新薬の費用対効果を評価しているとすれば、新薬が右下の領域に位置すれば、従来薬よりも小さい費用で大きな効果（QALY など）が得られるため、費用対効果を考えるまでもなく新薬を採用すべきと判断される。反対に左上の領域は、新薬の効果のほうが小さいのに費用は高いという状況なので、新薬の採用は却下される。左下の領域は、新薬のほうが費用が小さいが、効果が従来薬に劣っている。新薬の費用効果分析では、効果が従来薬と同等か優れていることが前提となるため、現実的に左下の領域が評価の対象になることはまれである[5]。問題は右上の領域、すなわち新薬により従来薬よりもよい効果を得られるが、費用も多くかかってしまう、というケースである。この領域の費用対効果を評価するために、薬剤経済学では増分費用効果比という評価指標を用いる。英語では incremental cost-effectiveness ratio、略して ICER（アイサー）とよばれる。ICER とは、効果指標を 1 単位

5) 左下の領域では、新薬に対する従来薬の費用対効果を評価することになる。

改善するために必要な追加費用を意味する。薬剤経済学では効果指標として質調整生存年（QALY）を用いることが多いので、多くの場合 ICER は、比較対照よりも 1QALY 多く獲得するために必要な追加費用という意味となる。

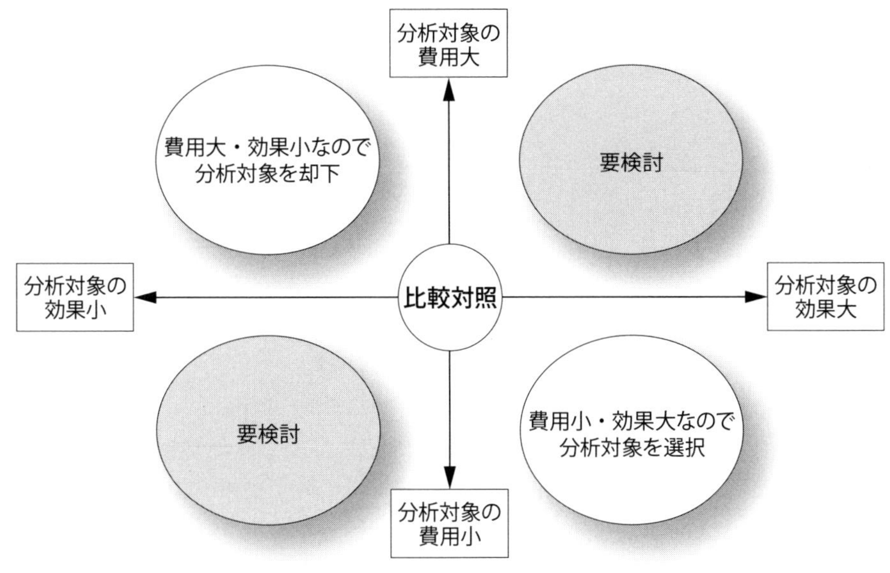

図 12.5　費用対効果平面

効果を QALY とした場合の ICER は下記の式で計算される。

$$\text{分析対象の比較対照に対する ICER} = \frac{\text{分析対象の費用} - \text{比較対照の費用}}{\text{分析対象のQALY} - \text{比較対照のQALY}}$$

図 12.6 に ICER の計算例を示した。ある疾患に対する従来薬と新薬 A の費用効果分析の結果、従来薬は 20QALY、総費用 1000 万円、新薬 A は 22QALY、総費用 1200 万円だったとする。新薬 A のほうが従来薬よりも 2QALY 大きいが、総費用も 200 万円大きくなっている。新薬 A の従来薬に対する ICER は下記のように計算される。

$$\text{新薬 A の従来薬に対する ICER} = \frac{1200\text{万円} - 1000\text{万円}}{22\text{QALY} - 20\text{QALY}} = 100\text{ 万円／1QALY 延長}$$

新薬 A の従来薬に対する ICER は 100 万円と計算された。新薬 A は従来薬よりも 1QALY 多く得るために、100 万円の追加費用が必要という結果である。100 万円の ICER が高いのか安いのか、つまり費用効果的なのかそうでないのかを評価するためには、費用効果的と考えられる ICER の最大値を設定する必要があり、このような値を ICER の閾値とよぶ。何人かの研究者が日本における ICER の閾値に関する研究成果を発表している[5]、[6]。前術の例では、新薬 A の従来薬に対する ICER は 100 万円/QALY となったが、仮に ICER の閾値を 500 万円/QALY とすれば、100 万円/QALY は、閾値の 500 万円/QALY を大きく下回っている。従って、新薬 A は従来薬よりも総費用は大きくなるものの、費用対効果の観点からは良好と判断できる。

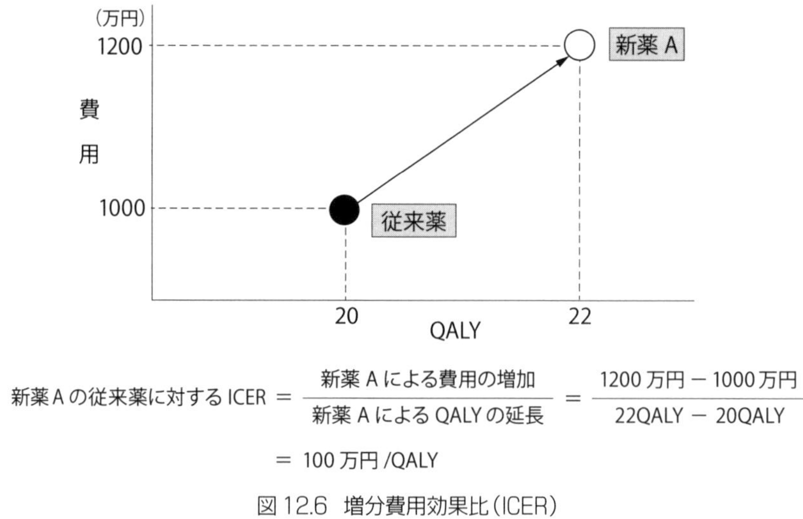

図 12.6　増分費用効果比（ICER）

図 12.7 に ICER と閾値による費用対効果評価の例を示した。両方とも新薬 A は従来薬よりも費用、効果ともに大きいが、左側は ICER＝333 万円、右側は ICER＝1000 万円である。ICER の閾値を 500 万円/QALY とすれば、左側の ICER は 500 万円/QALY を十分下回っており、新薬 A の費用対効果はよいと考えられる。反対に右側の ICER は 500 万円/QALY を大きく上回っており、新薬 A の費用対効果はよいとはいえない。

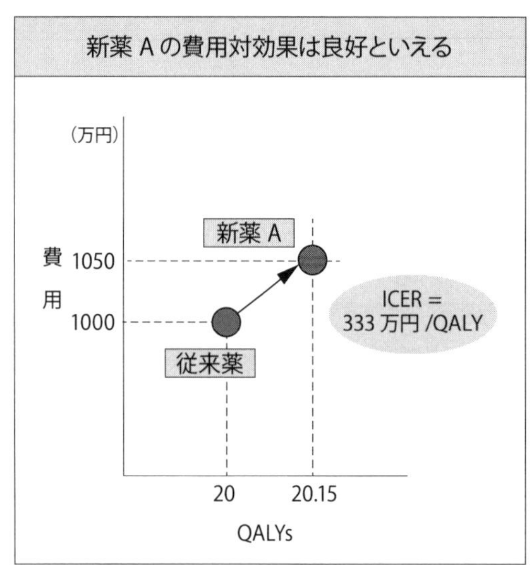

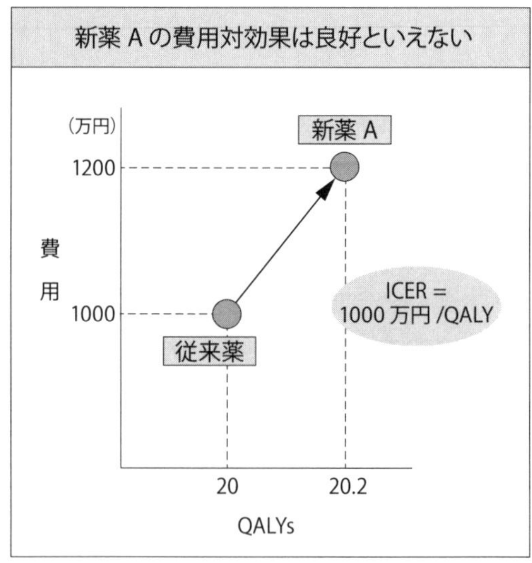

図 12.7　閾値を 500 万円/QALY としたときの費用対効果の評価例

6. 感度分析

費用効果分析の結果の説明で「その結果は有意なのか？」や、「p 値は？」という疑問がしばしばあるが、結論から言えば、モデルを使った費用効果分析では、統計学的検定は実施せず、従って p 値も計算されない。臨床試験のように、分析対象と比較対照に実データ（サンプル）が存在する場合は、統計学的検定により p 値を算出することができるが、モデルを使った費用効果分析では、評価対象となるサンプルが存在しないため統計学的検定は実施できない。したがって p 値も算出できないということになる。だからといって費用効果分析では結果の検証はしなくてもよいということではなく、モデルの構築やパラメータの設定をアナリストが自由に行えるモデルベースの費用効果分析では、結果の検証が最も重要といっても過言ではない。ただし、費用効果分析では統計学的検定ではなく、感度分析によって結果の検証を行う。

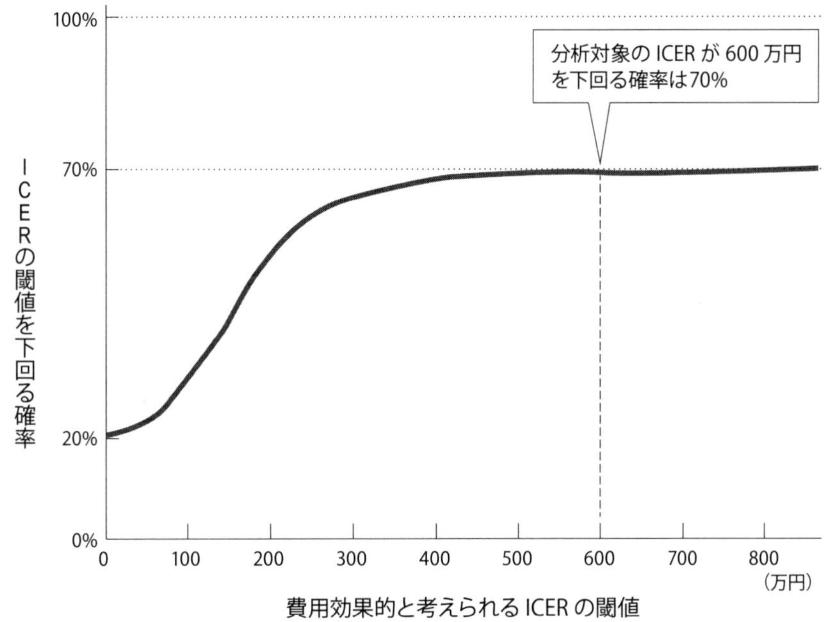

図 12.8 費用対効果受容曲線（CEAC）

感度分析にはいくつかの種類があるが、代表的な方法は、モデルに設定したパラメータを 1 つずつ、一定の範囲（多くは 95%信頼区間）で変化させる一元感度分析である[6)]。パラメータを変化させれば ICER の値も変化するが、一元感度分析では「薬剤 A は費用効果的である」というような評価結果が変化しないかどうかをみていく。つまり推計された ICER が閾値を上回るケースが出現しないかをみるわけで、すべてのパラメータに対する感度分析の結果、ICER

---

6) 2 つのパラメータを同時に変化させる感度分析は二元感度分析とよぶ。理論的には、三元、四元と増加させることが可能だが、直感的に結果を判断できるのは二元感度分析までと思われる。このように定数個のパラメータをそれぞれ変化させる感度分析を決定論的感度分析ともよぶ。

が閾値を超えなければ「薬剤 A は費用効果的である」との評価は頑健と考えることができる。しかし、もし1つでもICERが閾値を超えるケースが出現した場合は結果の解釈が困難になる。また、パラメータを1つずつ変化させる一元感度分析に対して、複数のパラメータの不確実性を一度に評価する方法が**確率的感度分析**（probabilistic sensitivity analysis, PSA）である。PSA では、個々のパラメータに設定した確率分布からサンプリングした値により費用と効果を何度も繰り返し計算する。その結果得られた多くの費用と効果の情報により、ICER に対する評価を確率的に行うことができる。

PSA の結果は図 12.8 のような費用対効果受容曲線（cost-effectiveness acceptability curve, CEAC）というグラフで表現されることが多く、CEAC の横軸は費用効果的と考えられる ICER の閾値を示し、縦軸は分析対象の ICER がその閾値を下回る確率、すなわち分析対象が費用効果的と考えられる確率を示す。PSA は分析で使用されているすべてのパラメータの不確実性を総合的に評価できるため、費用対効果の評価に関する不確実性の判断材料として有用である。そのため、最近の薬剤経済分析では、ほとんどの分析で PSA が実施されている。

7. 分析事例

1）分析の背景

実際の薬剤経済分析の例として、Karnon ら[7]がイギリスで行った、心筋梗塞や脳卒中などの循環器系イベント予防におけるクロピドグレルのアスピリンに対する費用効果分析を取り上げ、実際の分析における分析モデルや結果の解釈などを説明する。脳卒中や心筋梗塞既往患者の再発リスクや、末梢動脈疾患（PAD）をもつ患者の、循環器系イベントリスクが高いことはよく知られているが、このような患者の循環器系イベント発生予防のために用いられる抗血小板薬のひとつがクロピドグレルである。循環器系イベント既往あるいは PAD 患者に対するクロピドグレルの臨床的有用性は、CAPRIE（Clopidogrel versus Aspirin in Patients at Risk of Ischaemic Events）という大規模臨床試験により示された。CAPRIE では、19,185 人の患者がランダムにクロピドグレル群（75mg/日）とアスピリン群（325mg/日）に割り付けられ、平均 1.91 年の追跡が行われた。その結果、クロピドグレルはアスピリンよりも循環器系イベントリスクを有意に下げることが示された。このように臨床的観点からはクロピドグレルは有用な薬剤と考えられるが、クロピドグレルの薬価はアスピリンよりもかなり高額である。Karnon らの分析当時のイギリスでは、クロピドグレル、アスピリンの年間薬剤費はそれぞれ 460.29 ポンド（約 80,000 円）と 3.47 ポンド（約 600 円）であり、なんと 130 倍以上の開きがある。両剤のこの大きな薬剤費の違いは、クロピドグレルにより抑制される循環器系イベントの医療費により相殺されるのか、また、クロピドグレルの薬価は、価値に見合った価格といえるのかについて検証する。

2）分析の方法

Karnon らは、循環器系イベント予防のためにクロピドグレルあるいはアスピリンを使った場合の生涯における循環器系イベント発生数や QALY、医療費をマルコフモデルを使って推計した。図 12.9 が Karnon らの構築したマルコフモデルである。このモデルでは循環器系イベント予防のためクロピドグレルあるいはアスピリンが投与されている状態、脳卒中や心筋梗塞が発生した状態など、全部で 6 個の状態が設定されている（厳密には循環器系イベントによる死亡と、それ以外の死亡は区別して設定している）。

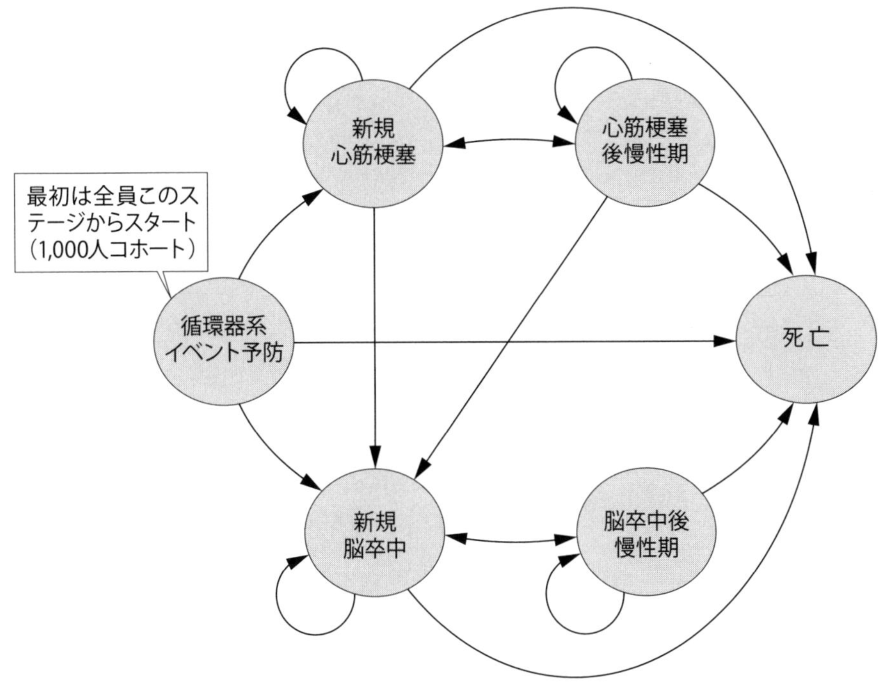

図 12.9 Karnon らのマルコフモデル

Karnon らは分析対象集団として、1,000 人の 60 歳のコホートを想定した。シミュレーション開始時には全員が「循環器系イベント予防」の状態におり、時間経過とともに他の状態に分散していく。このシミュレーションでは全員が 100 歳になるまで、つまり 40 年間のシミュレーションが実施された。マルコフモデルにはさまざまな種類のパラメータが設定されているが、この分析で最も重要な確率パラメータのひとつが、クロピドグレルあるいはアスピリンにより予防投与を行った場合の、循環器系イベントの発生率である。Karnon らはアスピリンを使った場合の循環器系疾患リスクをベースラインリスクとし、クロピドグレルのリスクはそれにクロピドレルのリスク減少をかけることによって設定した。アスピリンのベースラインリスクは複数の研究を基に設定され、クロピドグレルの相対リスクは前述の CAPRIE における結果が使用された。ところで CAPRIE の平均追跡期間は 1.91 年であるから、3 年目以降のクロピドグレルの循環器系イベント発生抑制効果は CAPRIE からはわからない。2 年目までの効果がその後も継続すると考える方法もあるが、この分析ではより保守的に、クロピドグレルの投与は 2 年間のみで、その後はアスピリンの投与に切り替わるという設定になっている。従って CAPRIE から設定されたクロピドグレルの循環器系イベント抑制効果は、分析開始後 2 年間のみということになる。

この分析はイギリスにおける費用効果分析なので、費用についてはイギリスの費用が設定されている。たとえば、心筋梗塞あるいは脳卒中が発生した場合の年間医療費（1年目）はそれぞれ3,966ポンド、7,466ポンドと設定されているが、これらは他の研究で報告された値から設定されている。CAPRIEの平均追跡期間が1.91年であるため、クロピドグレルの循環器系イベント抑制効果は分析開始後2年間だけに設定されていることはすでに説明したが、クロピドグレルの薬剤費の計算も同様に分析開始後2年間のみとなっている。なお、効果指標はQALYが用いられている。QALYを計算するための各状態のQOL値は、他の研究結果を引用して設定している。たとえば、心筋梗塞を起こした場合の1年目のQOL値は0.8と設定されている。表12.1に、この分析で用いられた一部のパラメータをまとめた。さまざまな種類のパラメータが設定されているが、その情報源もさまざまである。このように、多様な情報源から得られた情報を統合して扱えることは、モデルを使った薬剤経済分析の大きな特長のひとつである。

表12.1　Karnonらの使用パラメータ（抜粋）

パラメータ	基本値	95% 信頼区間		情報源
		下限値	上限値	
ベースラインの進展率（アスピリン使用時）				
複数個所	—	—	—	疫学研究
クロピドグレルのアスピリンに対する相対リスク				
心筋梗塞	0.8315	0.6980	0.9910	臨床試験（CAPRIE）
脳卒中	0.9356	0.8180	1.0700	臨床試験（CAPRIE）
費用				
アスピリン薬剤費（£/年）	3.47	—	—	イギリス薬価
クロピドグレル薬剤費（£/年）	460.29	—	—	イギリス薬価
心筋梗塞1年目費用（£/年）	3966	3209	4723	他の研究から引用
QOL値				
心筋梗塞1年目	0.8	0.72	0.88	他の研究から引用

3）分析結果

シミュレーションの結果、脳卒中や心筋梗塞などの循環器系疾患イベントの発生数がアスピリン群が1206、クロピドグレル群が1186となり、クロピドグレルにより20イベントの削減が期待できる結果となった（患者1,000人あたり）。費用対効果に関する基本分析結果は表12.2のとおりである。

クロピドグレルによる循環器系イベントの抑制によりQALYも延長する。クロピドグレルによる患者1,000人あたりのQALY延長は38QALYと推計されている。医療費に目を向けると、クロピドグレルにより循環器系イベントは抑制され、それに関連する医療費も回避されるが、クロピドグレル自身の薬剤費が回避された医療費をはるかに上回ってしまい、結果的にクロピドグレル群の医療費のほうがアスピリン群よりも82万ポンド（患者1,000人当たり）も大きくなってしまう。効果（QALY）、医療費ともに、クロピドグレル群＞アスピリン群となる場合、クロピドグレルの費用対効果を評価するためにはICERによる評価が必要となる。クロピドグレルはアスピリンよりも38QALY多く獲得するために82万ポンド多く必要とするので、1QALYあたりに換算すると、クロピドグレルのアスピリンに対するICERは21,489ポンドとなる[7]。イギリスのICERの閾値を3万ポンドとすれば、この値は閾値を十分下回っている。したがって、この基本分析結果によれば、クロピドグレルは費用効果的（cost-effective）と評価される。

表12.2　Karnonらの基本分析結果

アウトカム	アスピリン	クロピドグレル	差
QALY	11,964	12,002	38
費用（£）	18,380,509	19,199,554	819,045
ICER（£/QALY）			21,489

（QALYと費用は1,000人あたりの数値）

Karnonらの分析でも多くのパラメータが使われており、それらに対する一元感度分析が実施されている。表12.2はKarnonらの行った感度分析結果の一部である。各感度分析において2群のQALY差、2群の費用差、クロピドグレルのアスピリンに対するICERを算出しているが、最も重要な指標はもちろんICERである。表12.3のICERの列が3万ポンド未満であれば、クロピドグレルは費用効果的と考えられる。ICERの列を上からみていくと、11番目までは無事3万ポンドを下回っている。しかし、12番目（クロピドグレルのアスピリンに対する脳卒中の相対リスクを95%信頼区間の上限値に設定）のICERは32,894ポンドと3万ポンドを超えてしまっている。さらにその2つ下の感度分析結果ではICERが数字ではなくdominatedと示されている。これは日本語では劣位とよばれ、比較対象よりも費用が大きく効果が小さい場合にこのように評価される[8]。費用対効果評価では最悪の評価結果となる。さらにその2つ下の感度分析でもdominatedという評価となっている。

このように一元感度分析により閾値を超える結果やdominatedとなる結果が出現した場合、総合的な費用対効果の判断が難しくなる。このような場合、PSAにより総合的な不確実性を評価することになる。KarnonらもPSAを実施しCEACを報告している（図12.10）。図12.10のCEACからはアスピリンに対するクロピドグレルのICERが、イギリスのICERの閾値である3万ポン

---

7) 本文中では21,489ポンドとあるが、小数の扱い等により819,045ポンドを38で割っても21,489ポンドにならない。

8) 図12.5の費用対効果平面の左上に相当する。

ドを下回る確率（クロピドグレルを費用効果的と判断できる確率）は大体60%程度と読み取れる。薬剤経済学は意思決定分析であり、分析者は合理的判断に基づき分析対象と比較対照のどちらかを選択しなければならない。もし、60%の確率でクロピドグレルが費用効果的である、という状況下でクロピドグレルを選択しないのであれば、費用効果的である確率が40%しかないアスピリンを選択することになるため、この場合はクロピドグレルを選択するのが合理的な判断と考えられる。

表12.3　Karnonらの一元感度分析結果（抜粋）

No.	分析	費用差（£）	QALY差	ICER（£/QALY）
0	Baseline	819,045	38.11	21,489
1	Health state costs: upper 95% CI	813,095	38.11	21,333
2	Health state costs: lower 95% CI	831,606	38.11	21,819
3	Initial stroke costs = £4533	940,771	38.11	24,683
4	Trial based compliance, 100% effectiveness	629,933	38.11	16,528
5	100% compliance, 80% effectiveness	832,823	30.51	27,296
6	Utilities: upper 95% CI	819,045	42.59	19,232
7	Utilities: lower 95% CI	819,045	35.37	23,519
8	Health state costs and utilities to lower 95% CI	831,606	35.37	23,514
9	Composite outcome RR	863,018	67.24	12,835
10	RR for MI outcome: upper 95% CI	870,950	37.25	23,383
11	RR for MI outcome: lower 95% CI	775,796	38.74	20,026
12	RR for stroke outcome: upper 95% CI	941,171	28.61	**32,894**
13	RR for stroke outcome: lower 95% CI	711,904	46.45	15,327
14	RR for vascular death outcome: upper 95% CI	668,029	−72.76	**Dominated**
15	RR for vascular death outcome: lower 95% CI	949,127	133.66	7,101
16	RR for MI, stroke and vascular death outcome: upper 95% CI	840,679	−83.43	**Dominated**
17	RR for MI, stroke and vascular death outcome: lower 95% CI	797,718	142.41	5,602

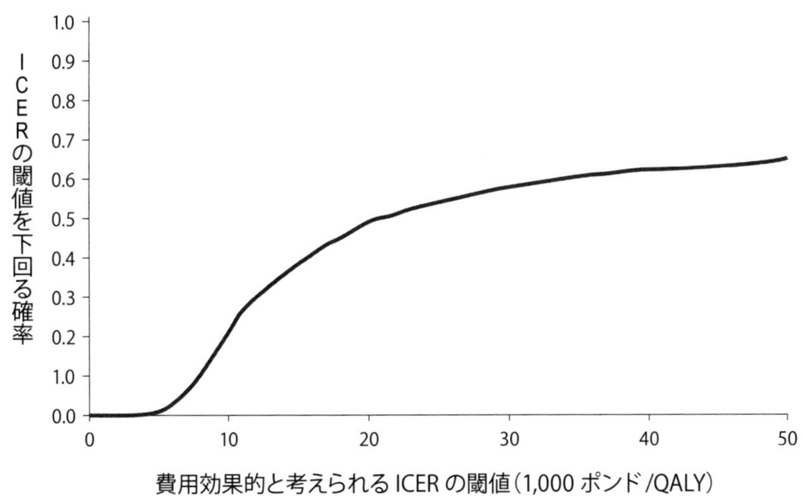

図 12.10　Karnon らの CEAC

第 13 章　薬剤経済学と医療政策

1．薬剤経済学の始まり

「薬剤経済学」（pharmacoeconomics）という名称は、諸外国で医薬品の費用対効果が注目され始めた 1980 年代から徐々に使われ始め、90 年代にオーストラリアやカナダが薬剤経済学を医療行政に導入し始めると一気に世界中で市民権を得ることになる。1995 年に薬剤経済学の国際学会である International Society for Pharmacoeconomics and Outcomes Research（現在は ISPOR と略称されるが、設立当時の名称は Association for Pharmacoeconomics and Outcomes Research であり APOR と略称された）が設立されるが、ここでも pharmacoeconomics という用語が使われている。

日本では 1992 年から新薬の薬価申請時の参考資料として、薬剤経済学的評価に関する資料を提出することができるようになったことを契機に、製薬業界で大きく注目されることになり、「薬剤経済学」という用語の普及が進んだ。なお、「薬剤経済学」との呼び名は、当時、行政サイドにおける医薬品の費用対効果評価に対するニーズが高く、それを受けて多くの分析が医薬品を対象として行われたためと想像される。ただし、「薬剤経済学」は“薬剤”という単語がつくため医薬品を対象とした研究領域と考えられがちであるが、その手法は医薬品に限らず、さまざまな医療技術に適用可能である。諸外国で医療政策における費用効果分析の利用や、後述する**医療技術評価**（health technology assessment, HTA）の導入が広がりだすと、医薬品以外の医療技術の費用対効果を評価する機会も増え始めたため、名称に薬剤（pharma）がつくことで適用範囲が限定されるイメージが伴う「薬剤経済学」ではなく、「economic evaluation」や「cost-effectiveness analysis」などの対象が限定されない用語が使われることが増えている。日本でも「医療経済評価」や「医薬経済学[1)]」という用語が使われることが増えてはいるものの、すでに薬剤経済学という用語が広く普及していたためか、現在でも薬剤経済学という用語が広く使われている。そのため、本稿でも日本の現状に合わせて薬剤経済学とよぶ。また、薬剤経済学にはさまざまな研究領域が含まれるが、本稿では特に断らない限り、薬剤経済学における費用効果分析に特化して述べるものとする。

[1)] 2003 年 9 月に神戸で第 1 回の ISPOR アジア太平洋会議が開催された際には、ISPOR を「国際薬剤経済・アウトカム学会」とよんでおり、pharmacoeconomics の訳として薬剤経済が用いられていたが、2005 年の ISPOR 日本部会設立時には、会の日本語名称を国際医薬経済・アウトカム研究学会とし、pharmacoeconomics の訳に医薬経済が用いられた。また、2007 年 4 月から 2012 年 3 月までの 5 年間、慶應義塾大学大学院健康マネジメント研究科に設置された製薬協の寄付講座の名称は「医薬経済学教育研修プログラム」であった。

2. 医療技術評価（HTA）とは

諸外国では薬剤経済学（費用効果分析）の行政利用が進んでいるが、その際に医療技術評価（HTA）という用語がしばしば登場する。HTAと費用効果分析はイコールではないが、特にメディアにおける報道では、費用効果分析を意図してHTAという単語が使われるケースが多々見られる。

EU諸国のHTA機関のネットワークである「EUnetHTA」では、HTAを以下のように定義している。

Health technology assessment (HTA) is a multidisciplinary process that summarises information about the medical, social, economic and ethical issues related to the use of a health technology in a systematic, transparent, unbiased, robust manner. Its aim is to inform the formulation of safe, effective, health policies that are patient focused and seek to achieve best value.[1]

(HTAとは、医療技術の利用に関する医学的・社会的・経済的・倫理的な問題についての情報を、システマティックに、透明性をもって、偏見なく、着実にまとめていく学際的なプロセスである。その目的は、患者中心の安全で効率的な医療政策を作るために情報を提供し、最良の価値を達成しようとするものである。)[2]

上記の定義からHTAを具体的にイメージすることは難しいかもしれないが、行政利用される場合のHTAは、「ある医療技術がその国で使用する価値があるかどうかを判断するための一連の評価プロセス」と考えることができる。日本でも医薬品の製造承認のための評価プロセスがあるが、HTAはこれと対比させるとわかりやすいだろう（図13.1）。

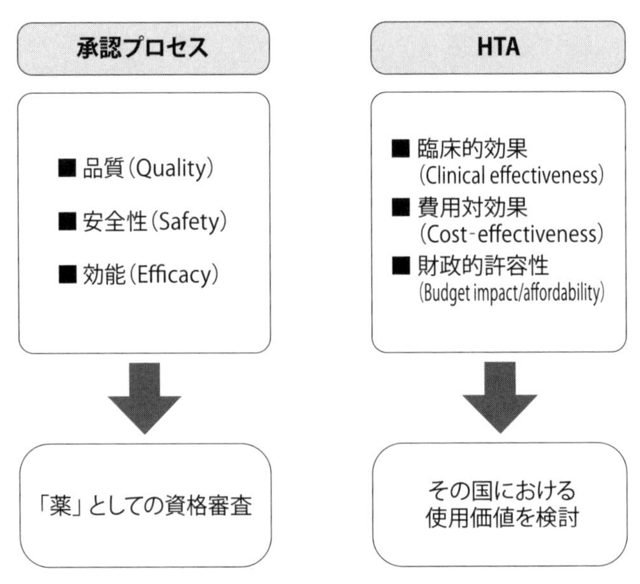

図13.1　承認プロセスとHTA

医薬品の承認プロセスでは、品質（quality）、安全性（safety）、効能（efficacy）が評価され、各評価において問題がなければ承認を得ることができる。このプロセスにおける安全性や効能は、基本的にはプラセボとの比較によって評価されるが、これにより評価対象の医薬品が「薬として役に立つか？」が評価されることになる。もちろん海外にもこのような承認プロセスがあるが、最近では実際に臨床現場で使えるようになるまでに、もうひとつ別ラインの評価プロセスを通過することが求められることが多い。それが HTA である。承認プロセスは、臨床試験という実験環境における結果に基づき、その薬にそもそも薬としての価値があるかどうかを評価する。それに対して HTA では、現実世界のさまざまな条件を考慮した上で、臨床的効果（clinical effectiveness）、費用対効果（cost-effectiveness）、財政的許容性（budget impact/affordability）などの評価を行い、実際の臨床現場でその薬を使う価値があるかどうかを評価する。

3. HTA の評価プロセス

HTA の評価プロセスはほとんどの場合、臨床的効果の評価から始まる。承認プロセスにおける効能の評価は、臨床試験という実験環境で**プラセボ**を比較対照として評価されるが、HTA では「実際の臨床現場でその薬を使う価値があるかどうか」を評価する。実際の臨床現場でプラセボが使用されることはなく、治療対象の疾患領域ではすでにさまざまな医薬品が使われていることが多い。新しく登場する医薬品には、既存の医薬品よりも大きなメリットを患者にもたらすことが期待されるが、これを**臨床的効果**（clinical effectiveness）と呼ぶ。臨床的効果は、既存治療に対する増分効果であることがよりわかりやすいように、追加的有効性（additional effectiveness/benefit）や相対的有効性（relative effectiveness）のように呼ばれることもある（2019 年から開始された我が国の費用対効果評価制度では追加的有用性として評価が求められている）。

追加的有用性のイメージを図 13.2 に示す。新薬 A・新薬 B ともにプラセボより高い効果が認められている。しかし既存の標準薬を比較対照とすると 2 剤の評価は変化する。新薬 A は標準薬よりも効果が高く「追加的有用性あり」と評価されるが、新薬 B は「追加的有用性はない」と評価される。承認プロセスでは新薬 A も新薬 B も承認されるが、HTA では新薬 B は価値がないと考えられる。

臨床的効果が認められれば、次は費用対効果の評価となる[2)]。臨床的効果の評価と同様に、費用対効果の評価でも標準治療と考えられる既存治療を比較対照として評価が行われる。費用対効果が良好であると評価されれば、最後にその薬を導入することによる財政的インパクトを評価し、その薬の導入が財政的な面から許容できるかどうかを評価する。

以上のプロセス、すなわち臨床的効果、費用対効果、財政的許容性をすべてクリアすれば、その薬はその国の臨床状況・財政状況の両面から価値があると認められることになる。行政利用される場合の HTA とは、このような臨床的効果、費用対効果、財政的許容性といった一連の評価プロセスを意味し、費用効果分析はそのなかのひとつのツールにすぎない。したがっ

---

2) 臨床的効果が認められない場合、HTA の評価はそこで終了となる。

て、費用効果分析と HTA は本質的に異なるものであるが、マスメディアにおける報道では、この 2 者を混同して使用するケースが見られるので注意を要する。

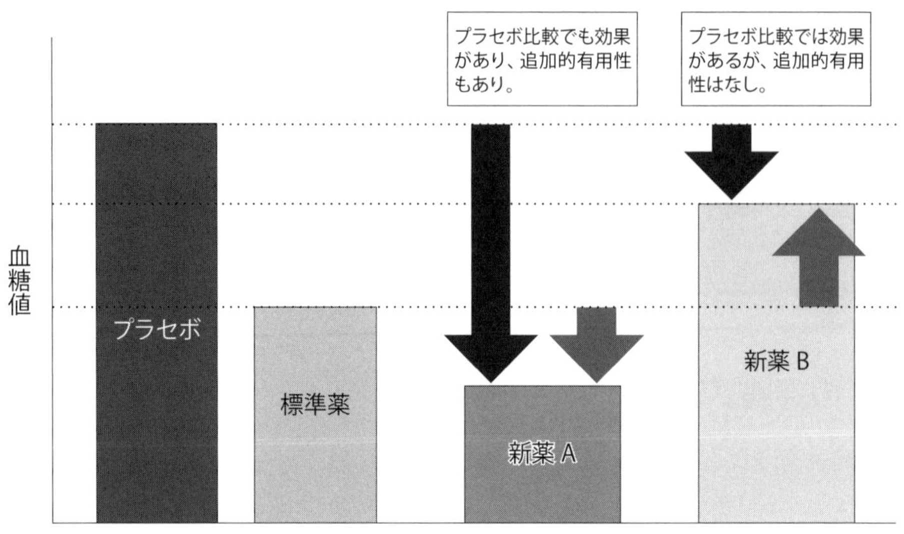

図 13.2　追加的有用性（血糖降下剤の場合）

4. 我が国における薬剤経済学の利用

1）薬価申請時における参考資料としての利用（1992 年）

我が国における薬剤経済学の政策利用の取り組みは早く、1992 年に薬価申請時の参考資料として薬剤経済学的データを提供できるようになったことに遡る。諸外国ではオーストラリア、カナダといった国を皮切りに薬剤経済学が政策利用され始めるが、それらと比較しても、1992 年という日本の取り組みは非常に早かったといえる。HTA 機関として有名なイギリスの NICE が設立されたのが 1999 年であるから、日本の取り組みはそれよりも 7 年も早かったことになる。

1992 年以降しばらくは薬価申請時の薬剤経済データの添付も積極的に行われており、多いときには 50%にもなっていたことが報告されている。しかし 2000 年前後から提出率の低下が始まり、最近では毎年数パーセントの提出率という状態が続いている[3]-[5]。もともと薬剤経済データは高価格の妥当性評価のためのエビデンスであるので、画期性加算や有用性加算の取得率を考慮すれば、この数パーセントの提出率というのはむしろ適切なレベルと考えることもできる[6]。加えて、薬価申請時の薬剤経済データ提出が始まった翌年の 1993 年に医療経済研究機構（IHEP）が設立された。もし、企業からの薬剤経済データ提出がこれほど低下しなければ、IHEP はイギリス NICE のような機関として活動していたのかもしれない。

2）費用対効果評価の試行的導入の開始（2016 年）

1992 年の薬価申請時の参考資料としての利用開始以降、薬剤経済学の政策利用が本格的に議論されることはなかったが、2012 年 5 月に中央社会保険医療協議会（中医協）に費用対効果評価専門部会が設立され、再び薬剤経済学（以降は、費用対効果評価とよぶ）の政策利用の議論が開始された。当初 2014 年度の診療報酬改定に合わせた制度導入が計画されていたが、中医協での議論が継続となり、2 年遅れの 2016 年度診療報酬改定（2016 年 4 月）から医薬品と医療機器を対象として、費用対効果評価の試行的導入が開始された。「経済財政運営と改革の基本方針 2015」（2015 年 6 月 30 日閣議決定）[7]では、「医療の高度化への対応として、医薬品や医療機器等の保険適用に際して費用対効果を考慮することについて、2016 年度診療報酬改定において試行的に導入した上で、速やかに本格的な導入をすることを目指す」と記載された。

3）費用対効果評価の本格導入（2019 年～）

前述の試行的導入において識別された課題に対する議論を経て、2019 年 4 月から、医薬品と医療機器（再生医療等製品を含む）を対象として費用対効果評価制度が本格的に開始された。本制度では一定の基準を満たした製品を、保険収載時に評価対象品目として指定し、費用対効果に基づいて評価対象品目の価格を調整する仕組みとなっている。

5. 費用対効果評価制度について

2019 年 4 月から開始された**費用対効果評価制度**の概要について紹介する。

本制度の開始に先立ち、本制度の運営を担う組織として 2018 年 4 月に保健医療経済評価研究センター（Center for Outcomes Research and Economic Evaluation for Health, C2H）が国立保健医療科学院内に設立された。本制度の内容や評価の状況等については C2H のホームページで参照することができる（https://c2h.niph.go.jp/）。最新の情報についてはこちらで確認されたい。

1）目的と対象

費用対効果評価制度の概要を表 13.1 にまとめた。本制度では、医療保険財政への影響度を重視する観点および薬価・材料価格制度を補完する観点から、革新性が高く、財政影響が大きい医薬品・医療機器を費用対効果評価の主な対象とすることになっている。

表 13.1　費用対効果評価制度の概要

項目	内容
① 目的	・費用対効果に基づく価格調整
② 対象技術	・医薬品および医療機器（再生医療等製品も含む）
③ 選定基準	・有用性系加算（画期性加算、有用性加算、改良加算（ハ）（医療機器））の有無とピーク時市場規模により決定（H1、H2） ・原価計算方式を採用した製品は開示率（50%未満）も考慮 ・中医協による指定もあり（H3）
④ 評価プロセス	・保険収載時に評価対象製品が選定される ・選定後のプロセス（15カ月／18カ月） ①分析前協議 → ②企業分析 → ③公的分析 → ④総合的評価／価格調整
⑤ ICERによる価格調整率	・評価対象品目の比較対照品目に対するICERの値によって価格調整率が段階的に変化する ・補正加算部分は最大90%、営業利益部分は最大50%の引き下げとなる ・一定の条件を満たす場合に価格を引き上げる仕組みも設けられている

2）選定基準

費用対効果評価制度は、すべての医薬品・医療機器を対象として実施されるのではなく、表 13.2 に示すような選定基準を満たす製品が評価対象品目として指定される。

表 13.2　費用対効果評価の対象品目の選定基準

<table>
<tr><th></th><th>区分</th><th>類似薬効方式
（類似機能区分）</th><th>原価計算方式</th><th>選定基準</th></tr>
<tr><td rowspan="3">（i）新規収載品：制度化以後に収載される品目※1</td><td>H1</td><td rowspan="3">有用性系加算（※2）が算定</td><td rowspan="3">有用性系加算（※2）が算定、または開示度 50%未満</td><td>・ピーク時市場規模（予測）：100億円以上</td></tr>
<tr><td>H2</td><td>・ピーク時市場規模（予測）：50億円以上100億円未満</td></tr>
<tr><td>H3</td><td>・著しく単価が高い等の中医協総会において必要と判断された品目（※3）</td></tr>
<tr><td>（ii）既収載品：制度化以前に収載された品目</td><td>H4</td><td colspan="2">算定方式によらず、有用性系加算（※2）が算定された品目</td><td>・市場規模が1000億円以上の品目
・その他、著しく単価が高い等の中医協総会において必要と判断された品目（※3）</td></tr>
<tr><td>類似品目</td><td>H5</td><td colspan="2">H1～H4 区分の類似品目</td><td>・代表品目（※4）を比較対照として算定された医薬品
・代表品目（※4）を比較対照として算定され、同一機能区分に分類される医療機器</td></tr>
</table>

（※1）保険収載時にピーク時市場規模（予測）が選定の要件に該当しなかった品目であっても、市場規模の拡大により、年間の市場規模が50億円を超えた場合は対象とする。その場合、年間の市場規模に応じてH1またはH2区分として位置付ける
（※2）画期性加算、有用性加算、改良加算(ハ)(医療機器)のいずれかが算定された品目を対象とする
（※3）著しく単価が高い品目、すでに費用対効果評価を行った品目のうち、評価終了後に評価に大きな影響を与える知見が得られ、再評価が必要であると認められた品目など、優先的に検証することが必要と中医協総会が判断した品目
（※4）H1～H4区分における費用対効果評価の対象品目

選定基準は、H1 から H5 までの 5 つの区分に分類され定義されている。有用性系加算（画期性加算、有用性加算、改良加算（ハ）（医療機器））が算定され、ピーク時市場規模が 100 億円以上の製品は H1、50 億円以上 100 億円未満の製品は H2 として指定される。原価計算方式で算定された製品で、原価の開示度が 50%未満の場合は、有用性系加算ありと同様に扱われることになっている。また著しく単価が高い等の理由で中医協総会において評価が必要と判断された製品は H3 として指定される。費用対効果評価の制度化以前に収載された品目で、有用性系加算が算定され、市場規模が 1,000 億円以上の品目は H4 として指定される（著しく単価が高い等の理由で中医協総会において評価が必要と判断された品目も含む）。H1～H4 として指定された製品（代表品目）を類似薬として薬価算定された製品は H5 として指定される（類似品目）。

上記の条件に合致する製品であっても、治療方法が十分に存在しない希少疾患（指定難病等）や小児のみに用いられる製品は評価対象外とするとされているが、市場規模が大きな製品（350 億円以上）または著しく単価が高い品目等については、中医協総会の判断により費用対効果評価の対象とすることができる。

3）評価の流れ

費用対効果評価制度の流れは、①品目の選定、②分析前協議、③企業による分析、④公的分析、④総合的評価、⑤費用対効果の評価結果に基づく価格調整の実施となっている（図 13.3）。

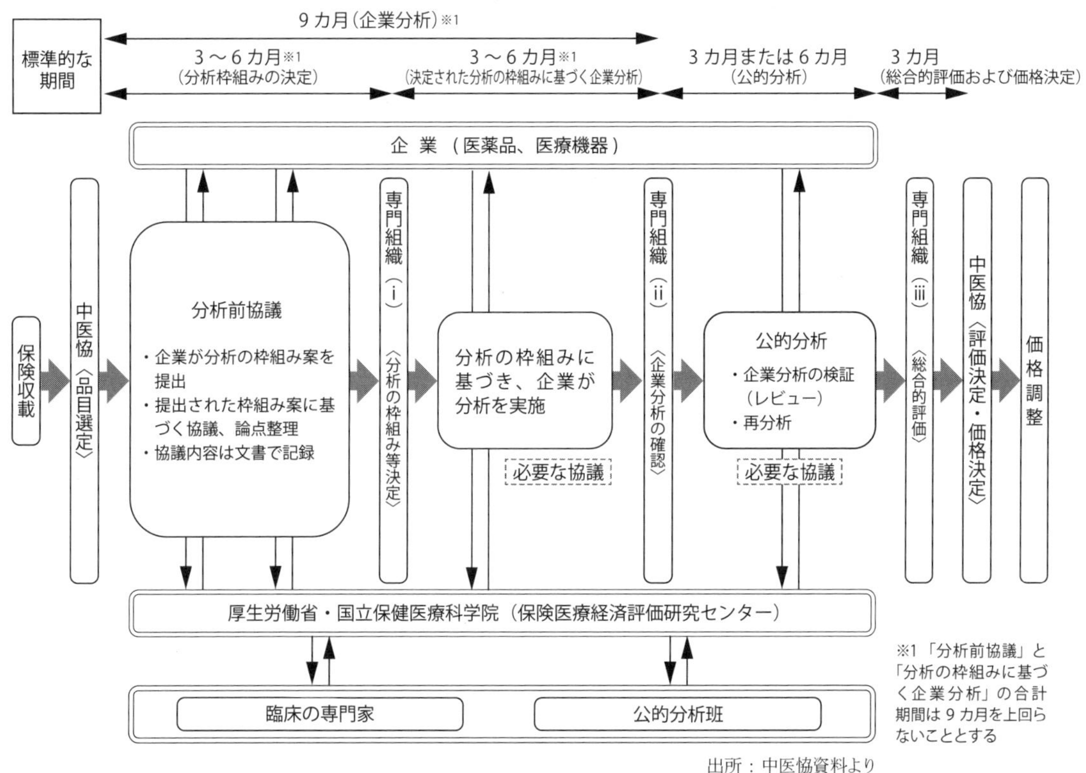

図 13.3　費用対効果評価の分析評価の流れ

選定基準に合致し、中医協で評価対象品目として指定された製品の製造販売会社（以下、企業）は、当該製品の費用対効果の分析実施が求められるが、分析を実施する前に C2H との協議により分析の枠組み（対象集団、比較対照技術、分析に用いる臨床試験等の基本的な方針）の案を策定する必要がある（分析前協議）。その後、費用対効果評価専門組織において分析枠組み案の妥当性の確認等を経て分析枠組みが決定される。

企業は決定された分析枠組みに従い、費用対効果の分析を実施する（企業分析）。分析前協議と企業分析の期間は 9 カ月間とされている。企業から提出された企業分析結果に対して、公的分析班により公的かつ中立的な立場から公的分析が実施される。公的分析では、企業分析に対する科学的妥当性の検証とともに、必要であれば、独立した分析（再分析）を行うものとされている。

その後、費用対効果評価専門組織において最終的な費用対効果評価案が策定され（総合的評価）、中医協により決定されたのち、それに基づき価格調整が決定される。品目指定から価格調整の決定までの期間は、おおむね 15 カ月から 18 カ月とされている。

4）分析ガイドライン

費用対効果評価制度の開始に先立ち、分析手法を定めた**分析ガイドライン**（中央社会保険医療協議会における費用対効果評価の分析ガイドライン第2版）が作成された（表13.3）。

表13.3　費用対効果評価制度における分析ガイドライン

項目	概要
1. ガイドラインの目的	・本ガイドラインは、中医協で評価対象として選定された評価対象技術の費用対効果評価を実施する場合に用いるべき分析方法を提示している。
2. 分析の立場	・公的医療保険制度の範囲で実施する「公的医療の立場」を基本とする。
3. 分析対象集団	・製造販売業者による分析実施時点において、評価対象技術の適応となる患者を分析対象集団とする。
4. 比較対照技術	・評価対象技術が分析対象集団への治療として導入された時点で代替されると想定されるもののうち、治療効果がより高く、臨床現場等において幅広く使用されているものを選定することが原則的な考え方である。
5. 追加的有用性	・費用対効果を検討するにあたっては、評価対象技術の比較対照に対する追加的な有用性の有無を評価する。 ・アウトカムが比較対照技術と比べて劣ると判断される場合は、費用対効果の分析は実施しない。
6. 分析手法	・効果を金銭換算せず、費用と効果を別々に推計する費用効果分析を原則とする。 ・追加的有用性が示されていると判断される場合には、各群の期待費用と期待効果から増分費用効果比(Incremental cost- effectiveness ratio: ICER)を算出する。
7. 分析期間	・評価対象技術の費用や効果におよぼす影響を評価するのに十分に長い分析期間を用いる。
8. 効果指標の選択	・効果指標は質調整生存年(Quality-adjusted life year : QALY) を用いることを原則とする。
9. データソース(費用を除く)	・原則として、研究の質やエビデンスレベルが高く、かつ日本における現実の臨床成績を反映しているものを優先的に使用する。
10. 費用の算出	・「公的医療の立場」においては公的医療費のみを費用に含める。
11. 公的介護費用・生産性損失の取り扱い	・公的介護費用や当該疾患によって仕事等ができない結果生じる生産性損失は、基本分析においては含めない。
12. 割引	・費用・効果ともに年率2%で割引を行うこととする。
13. モデル分析	・予後や将来費用を予測するために決定樹モデル、マルコフモデル等を用いたモデル分析を行ってもよい。 ・使用したモデルや計算過程については電子ファイルの形式で提出する。
14. 不確実性の取り扱い	・確率的感度分析(Probabilistic sensitivity analysis:PSA)もあわせて実施することが望ましい。
用語集、略語一覧	~省略~

5）価格調整の対象範囲

費用対効果に基づく価格調整は、類似薬効比較方式（医療機器は類似機能区分比較方式）で算定された製品については有用性系加算部分を対象範囲として実施される。原価計算方式で算定された製品の場合は、さらに原価の開示度による分類がなされる。原価の開示度が50%未満の製品は、医薬品の場合は営業利益および有用性系加算部分、医療機器の場合は営業利益およびその補正部分が価格調整の対象範囲となる。開示度が50%以上の製品は、医薬品の場合は有用性系加算部分、医療機器の場合は営業利益率の補正部分が価格調整の対象範囲となる。

6）費用対効果の評価と価格調整方法

費用対効果評価制度では、評価対象品目の比較対照品目に対する増分費用効果比（ICER）の値によって、適応される価格調整率が段階的に変化する仕組みになっている（図 13.4）。

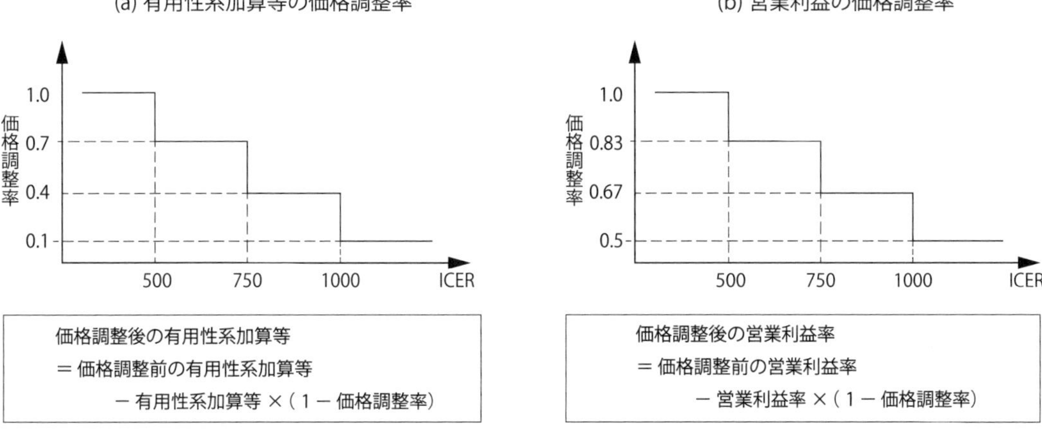

［抗がん剤および適応症の一部に希少な疾患や小児医療が含まれる品目は特別な配慮を要する製品として扱い、500 万円／QALY、750 万円／QALY、1000 万円／QALY の 3 つの基準値を 750 万円／QALY、1125 万円／QALY、1500 万円／QALY に置き換えて価格調整率の評価を行う。］

図 13.4　価格調整率

ICER が 500 万円未満（特別な配慮を要する製品の場合は 750 万円未満）であれば価格調整は受けない（価格調整率＝1）。ICER の値が大きくなると段階的に引き下げ率が上昇し、1,000 万円以上（特別な配慮を要する製品の場合は 1,500 万円以上）の場合、補正加算部分は 90%（価格調整率＝0.1）、営業利益部分は 50%（価格調整率＝0.5）の引き下げを受けることになる。

価格引き下げだけでなく、価格を引き上げる仕組みも設けられている。ICER が 200 万円未満の場合、比較対照よりも費用削減となる場合（比較対照と効果が同様で費用が小さい）、ドミナント（比較対照よりも効果が大きく費用が小さい）の場合には、一定の条件を満たす場合に価格の引き上げを受けることができる（表 13.4）。しかし「一定の条件」が非常に厳しいため（比較対照品目より効果が高いこと（または同等であること）が臨床試験等により示されていること、比較対照品目と比べて全く異なる品目であること、など）、価格引き上げとなる製品は極めて少数となると思われる。

表 13.4　価格引き上げの条件と引き上げ率

	(ⅰ)ドミナント等	(ⅱ)ICER 200万円／QALY 未満
条件① ・比較対照品目(技術)より効果が高いこと(または同等であること)臨床試験等により示されていること	○	○(※1) (別に定める条件(※2)あり)
条件② ・条件対照品目(技術)と比べて、全く異なる品目であること、または基本構造や作用原理が異なるなど一般的な改良の範囲を超えた品目であること	○	○
価格調整対象範囲(※3)の引き上げ率	50%(※4) (価格全体の 10%を上回らない)	25%(※5) (価格全体の 5%を上回らない)

(※1) ICER200万／QALY未満の品目では、「比較対照品目(技術)より効果が高いことが臨床試験等により示されていること」とする。
(※2) 別に定める条件 (以下のいずれも満たす臨床研究等)
　(1) 受理あるいは掲載時点において、Clarivate analytics社の " InCites Journal Citation Reports"により提供されているimpact factor (5年平均) が15.0を超える学術誌に原著論文として受理されている(ただし、レビュー雑誌、創刊10年以内の雑誌はのぞく)。
　(2) (1)を満たす臨床研究等のうち、日本人を含むアジア人を対象とした集団において、費用対効果評価における比較対照品目(技術)よりも優れていることが統計学的に示されている。
(※3) 営業利益は除く。
(※4) 引き上げ額は比較対照品目(技術)と比べた患者1人あたりの費用削減額の2分の1に相当する額以下とする。
(※5) 引き上げ額はICER200万円／QALYとなる価格を上回らない額とする。

出所：中医協資料より

第 14 章　医療のグローバル化

1．グローバル化とは

グローバル化、あるいはグローバリゼーションとは、これまでの国家や地域などの境界を越えて地球規模で複数の社会とその構成要素の間での結びつきが強くなることに伴う社会における変化やその過程のことである。そして、この社会のグローバル化あるいは流動化は、以下のような①情報、②資本、③旅行者、④労働者、⑤患者の順で進むといわれる。

1）情報や資本のグローバル化

情報のグローバル化は、インターネットを中心に伝わり、医療情報においても例外ではない。現在では国境を越えて情報に導かれるように患者の流動化が進んでいる。これが、いわゆる医療ツーリズムの動きで、近年では、この波に乗ろうと日本企業が海外の病院へ投資するなど、医療分野における資本のグローバル化が進んでいる。従来の経済発展のパターンは、技術の進歩によって新商品が開発され、新たな消費者が生まれた。たとえば、かつての日本であれば、1950 年代後半に白黒テレビ、洗濯機、冷蔵庫の家電 3 品目が「三種の神器」とよばれ、1968 年ごろはカー（自動車）、クーラー（ルームクーラー）、カラーテレビの 3C がそれであった。ところが先進国では、物余りと成熟化によって、工業製品の技術進歩が必ずしも消費者の購買意欲を高めるものではなくなり、また、現在の新興国の富裕層は、既にそれをすべて購入できる経済環境にあって、消費者のニーズは、究極的に人類が求める健康や疾患をもたない長寿の生活を求めはじめている。このことによって、今後は、薬剤や医療機器、医療技術の研究が、国境を越えますますグローバル化を進めていくこととなる。

2）究極の医療を求める富裕層

医療は究極の人間の欲求といっても過言ではなく、中国の古代皇帝は不老不死を求めた。徐福伝説では、紀元前 219 年、秦の始皇帝の時代に「童男童女 500 人を含め総勢 3000 人の集団を引き連れ、仙人と不老不死の仙薬を求めて中国大陸から東方の桃源郷日本へ旅立った一団がいた。それを先導したのが秦の始皇帝からその命を受けた徐福であった・・・」と記されている。この物語は、すべての権力を握った人間の最終的に求めるものが健康であることの証であるが、しかし逆にいえば、貧富にかかわらず、すべての人が求めるものも健康であるといえ、究極という意味は、最高権力者でも欲しいし、一般の庶民でも欲しいものの 2 つの意味をもつ。さらに医療は、おそらく人類が生存する限り不確実性を含んでいるので、健康という目的を達成するための派生需要である医療という商品を購入して、健康あるいは疾患のない生活が確実に得られるとは限らない。むしろ、こんな不確実なものであるからこそ、富裕層は少しでも確実な医療を求めて国境を越えて移動する。

2. 国際移動する医療資本

医療と資本の関係は、ミクロレベルの医療機関の資金ニーズから考えられる。医療機関の資金ニーズには、大きく分けて2つ考えられ、第1が、医療機関の建て替えであり、第2が高度な医療機器の導入である。この資金ニーズの一方で、その原資となる資金調達の手法としては、銀行を中心とした間接金融と、株や債券を中心とした直接金融がある。原則的に株式会社の病院経営が許されていない日本では、多くの資金調達は銀行等の間接金融とならざるを得ないが、韓国や台湾以外の諸外国では株式会社による病院経営が認められているので、直接金融と間接金融の両方を行っている病院と、間接金融しか行っていない病院が混在していることになる。ただし、シンガポールのように株式会社による病院が国内の病院数の50%近い国を例外として、アメリカも含め多くの国では、株式会社病院の割合は10%代に留まり、あまり増えていないのが現状で、日本以外の病院経営が株式会社の経営ばかりであるかのような情報は誤解である。この医療の非営利病院の多さには医療分野のいくつかの特性が関係しており、その主な理由として、患者は1つの疾患ではなく、同時に多くの疾患をかかえていることが多く、よって不採算の疾病分野であるからといって、ある分野の治療を切り捨てることが難しい点にある。また、救急対応に代表されるが、当初どんな疾患かあるいはどんな疾患が隠れているかがわからないために、常にある程度広い範囲の治療をカバーする多くのスタッフが待機し、また専門設備も待機状態を維持することが求められ、なかなか効率的な経営が行いにくい点がある。そのため、医療ツーリズムによって多くの外国人富裕層の患者を受け入れている病院は、専門性を高めた医療の守備範囲を限定したニッチ戦略を展開する病院がほとんどといってよい。

3. コスト、医療の質、アクセスの3条件

このように、医療ツーリズムがなぜ、おきるのかを考えるのには、アメリカのオレゴン州から学ぶ点がある。オレゴン州は西海岸のワシントン州、カリフォルニア州と共にリベラルな州で、保守的な中西部に対して「レッドウッド・カーテンの向こう側」と称されるが、このオレゴン州の低所得者用医療保険「**オレゴン・ヘルス・プラン**」の管理部局には、「Cost, access, quality.Pick any two（コストとアクセスと医療の質。このうち、2つまでなら選んでもよい)」という言葉が額に入れて飾られている（李、2002)。すなわち、医療の指標には「コスト」「アクセス」「質」があり、そのうち2つまではどれでも選ぶことができるが、3つすべてを良い方に満たすことはできないという意味となる。「アクセス」とは医療機関へのかかりやすさを表しているが、この「アクセス」は、お金で制限をかけることができるので、「金銭によるアクセス」と、フリーアクセスすなわち、自由にどんな医療機関を選んでもいいという「物理的なアクセス」の2種類があり、通常アクセスといった場合は後者になる。また、「コスト」も患者側の医療機関受診時の「自己負担のコスト」と「税や保険料からのコスト」があるが、一般的には「自己負担のコスト」を指し、よって、よい「質」と低い「コスト」を患者が求めるならば、どうしてもお金（コスト）か時間（アクセス）の犠牲は払わなければ、良質な医療を手にすること

はできず、魔法のような医療は存在しないことを住民に示している。日本の場合でいえば、都市部の地域医療の場合、皆保険制度と多数の開業医の存在によって「アクセス」と「コスト」はある程度保証されているが、必ずしも専門医であるとは限らず、紹介状なしで直接、大病院へ行けば、選定療養費として追加の費用が発生する。また、これが僻地となると追加的に物理的な「アクセス」も悪くなる。このことから、医療ツーリズムは、質とコストへの欲求がアクセスの負担を上回ったときに起きる。

4. 日本の医療レベル

日本では、医療を価値財として位置づけ、かつ社会的な必要量を高く設定して国民皆保険制度を運営しているために非常に安心な医療体制になっている。2000 年公表の WHO ヘルスレポートでは、保健システムの評価において、日本は健康の状態に関して総合で世界 1 位の評価となっている。しかし、このような安価で質の良い日本の医療であるが、医療ツーリズム等のグローバル化については海外ほど活発ではない。そもそも日本の医療水準が優れたものでなければ、インバウンドもアウトバウンドも起きないが、実は、日本人ほど自国の医療に不信感をもっている国民はいない。2010 年にロイター通信が報じた「医療制度に関する満足度調査」によると、日本人の医療満足度は 15%で、これは世界の先進・新興 22 カ国中、最下位となっている。ちなみにトップは、スウェーデンの 75%で、カナダの調査においても、医療の質を測る客観的データでは、日本はトップレベルであるのにかかわらず、日本人の健康への自己評価は低い。その一方で、政府は日本の医療の良さを海外に輸出することに積極的で、中国人を中心に日本に医療ツーリズムで訪れる患者も増えてきており、日本の医療レベルは高いのか低いのか判断に迷うところでもある。

1）医療全般と身近さでみる日本の医療

日本国民の生涯で 2 名に 1 人が罹患するという国民病ががんであるが、日本のがんの 5 年生存率は高い。OECD データによると、2004 年から 2009 年の大腸がんの 5 年生存率は、日本が 68%で 1 位で、主要国に注目するとアメリカ 5 位（64.5%）、カナダ 6 位（63.4%）、ドイツ 13 位（60.4%）、イギリス 18 位（53.3%）となっており、加盟国の平均は 59.9%である。また、世界 67 カ国、2500 万人以上のがん患者の 5 年生存率を調査した国際共同研究「CONCORD-2」（1995～2009 年）によると、日本は肺がんでも 5 年生存率 30.1%とトップで、アメリカ 18.7%、イギリスは 9.6%なので日本の成績はかなり際立って高水準にある。肝がんも日本の成績は良好で、肝がんは肺がんと同様、相対的に 5 年生存率の数字が低いが、日本は 27.0%、アメリカ 15.2%であり、ヨーロッパ各国も 20%に達していない。一方で、胃がんは韓国がトップの 57.9%で、日本は 54.0%である。ちなみに欧米は 30%前後と軒並み低い。さらに、OECD の乳がんの 5 年生存率をみると、日本はアメリカに次いで 2 位の 87.3%、子宮頸がんも 4 位の 70.2%と、これらも健闘している。

その他、外国人旅行者が訪日中に病気やケガで入院し、その際の日本の看護サービスの高さに驚く場合が多い。たとえば日本の看護師は入院患者のベッドメイキングもすれば、食事の配膳、風呂上がりには患者の体を拭いたりもする。こういうことは欧米や中国、韓国などのアジアでも見られない。さらに、医師受診の回数も日本は突出して多い。2015年のOECDの統計によると、加盟国の平均が6.6回に対して日本は12.9回と突出して多い。ちなみにスウェーデンでは、国民1人あたりの医師にかかる回数は年間2.9回で、この数字の開きは医師と患者との精神的な距離の違いでもあるともいえ、医療が身近であるという点からみれば素晴らしいことといえる。それに対して、イギリスやスウェーデンなどでは、家庭医をゲートキーパーとかゲートオープナーというように専門的医療が身近とは言い難い面がある。

2）薬と医療の値段でみる日本の医療

薬剤に関してはその評価は難しく議論が別れる。たとえば日本での薬剤の投与数は多く、厚生労働省の試算では約500億円分あるとし、高齢者が大きな薬袋を持って薬局から出てくる姿をよく見かけることがある。また、価格についても、たとえば肺がん治療薬「**オプジーボ**」は100グラムあたり約73万円という非常に高額の医薬品として問題となった。これは、がん免疫療法薬というイノベーティブな薬であることから高額な薬価がつけられた。すなわち、薬価制度では新薬のタイプによって薬価を算出する計算方式が異なり、オプジーボは原価を積み上げ方式で算出されたが、その根拠に透明性に欠ける点も多く、問題となっている。

5. グローバル化の過去と未来

1）国際化の歴史

医学は客観的なデータを根拠にして成り立っている。したがって医学会では、国境を越えた情報交換が常になされている。特に日本はアジアのなかでの先進国として、国際援助における地道な医療貢献ではその歴史は長い。しかし、日本の経済力が低下していくのに伴い、現在では、GDP比で中国は日本を凌駕するようになっている。また、シンガポールも1人当たりGDP比の国際援助ではすでに日本より高い。そのような経済環境のなかで、1997年のアジア通貨危機以降、特にアジア諸国では外貨獲得のためのサービス産業発展の一環として、医療と観光を連携させた医療ツーリズムという新しい産業形態を促進させ、2007年には年間300万人の外国人患者がアジア地域を訪れるまでに市場が成長した。

それに対して日本では、民主党政権時の2009年12月に閣議決定された政府の「新成長戦略（基本方針）」に医療ツーリズムが盛り込まれたが、その後は医師不足による地域医療の崩壊の危機感と震災によって尻すぼみになっていった。しかし、2012年頃の政権交代によって、医療のアウトバウンドといわれる医療の輸出を、インバウンドと並行して行う国家戦略が復活し、この動きに呼応するように、有力な医療機関が国際認証であるJCI（Joint Commission International）などを取得する動きとなって現在に至っている。

2）政府の支援

このように、現在、政府は経済成長のいわゆる第三の矢の重要項目に医療分野やその予防分野として健康産業を位置づけている。具体的には、政府主導で MEJ(メディカルエクセレンスジャパン)といった組織が創設された。これは、医療機器と医療サービスをセットで輸出していこうというものであり、医療機器会社の 50 社以上が賛同している。従来、日本の医療機器会社は日本の市場が大きかったので海外進出に出遅れていた。医師の機器への慣れが製品選択に大きく関係する医療機器市場では、日本以上に医師の力が強い東南アジアやインドでの輸出の出遅れは、先行する欧米メーカとの競争に大きく影響している。その巻き返し策として、たとえば、韓国のネットフォーカス・アジア（2015 年 3 月）によると、日本は「ODA を通して海外に病院を立てる事業に乗り出した。日本政府は国際協力銀行（JBIC）と手を組み、各国でさまざまな取り組みを行った。ベトナムでは、ベトナム内の 10 の拠点病院に 86 億 9,000 万円相当の円借款を行い、ベトナム政府はこの資金を日本からの医療機器購入に充てた。バングラデシュでは、医療関係者や保健当局者を日本に招待し、日本の医療システムを紹介、病院や診療所などで無償で研修を行った。日本で研修を受けた医療関係者は日本の医療機器や医薬品の使用を望み、バングラデシュ政府は日本から受けた 50 億 4,000 万円の借款をこれらの購入に充てたという。その他にも、2012 年にはイラクが日本での医療人材育成を条件に、日立メディコ社と契約、2014 年にはカンボジアのプノンペンに医療法人 KNI と民間保険会社が同時に進出、2015 年完工予定のロシアの最先端がん治療センターには住友重機械工業の放射能治療機器が導入される予定だ。また、三菱商事は 2020 年までにフィリピンに 10 カ所の病院を建てる総事業費 300 億円相当の契約を結んでいるという」と報じている。

3）JCI 取得病院の増加

そんななかで、医療機関の認証取得の動きが活発化している。有名な国際認証組織に、アメリカの組織 JCI があり、この JCI はアメリカの病院認証組織である TJC（The Joint Commission）のなかの組織である。TJC は、第三者の視点から医療機関を評価する民間団体であり、1910 年代にハーバード大学外科医の**コッドマン教授**が、「自ら行っている診療行為を第三者的立場にいる別の専門医、外科の専門医に評価をしてもらいたい」と、考えたのが誕生のきっかけといわれる。設立においては、アメリカ病院協会や医師会、アメリカ厚生省のサポートもあったが、独立した第三者組織であり、日本においても **JCI 取得病院**の増加が著しく、2017 年 8 月現在では、2 つの大学病院を含む 24 病院、2 診療所、1 老人保健施設が認証を受けている。しかし一方で、医療の国際展開を図る上で意識すべき大きなライバルは海外の医療機関であり、これまでの日本の医療が社会保障の枠で、あるいは ODA といった枠で行ってきたものから、個々の組織体、たとえば医療法人に海外の病院のような競争力をいかに身につけさせることができるかが課題となっている。

4）日本における医療ブランドの確立

このような課題もあるが、日本の医療のグローバル化は進んでおり、近い将来、日本の医療が国際的なブランドを得る日も遠くないかもしれない。たとえば、がんや透析治療など世界有数の治療成績を残している分野も多く、今後はそういった各分野での実績が全体としての評価につながっていくことが期待できる。過去、「クール・ジャパン」という言葉は、2002 年にアメリカのジャーナリスト、ダグラス・マグレイ氏が「日本のグロス・ナショナル・クール」と題するエッセーを英語圏で発表し、日本文化を「クール指数世界ナンバー1」としたことを契機に普及した言葉である。同エッセーは、「日本は美食やアニメ、音楽、ゲーム、キャラクター商品などの分野で世界的な人気を誇る」と論じた。ここには医療は入っていないが、医療も「クール・ジャパン」のアイテムのひとつになる日も遠いことではないと考える。そして、その医療の国際化を加速させる出来事に 2020 年に予定される東京オリンピック・パラリンピックがある。2016 年に日本を訪れた外国人旅行者数は推計で前年比 22%増の 2,403 万 9,000 人、2020 年の目標値が 4,000 万人となった。すなわち外国人の観光客が急速に増えれば、当然外国人に対しての医療が求められるようになる。

6. 今後の展開

筆者が 1995 年にアメリカに留学したときに、日本の医療とアメリカの医療との差に愕然としてから 20 年以上経過した。当時、アメリカの日本人医師に「20 年後には日本の医療もアメリカのようになるよ」と言われたのを今でも鮮明に覚えている。確かに、日本でも徐々にお金のあるなしが治療を決めるようになって、そういった意味ではアメリカ的になってきてはいる。しかし国際政治学者の**サミュエル・ハンチントン**が世界的なベストセラーである「文明の衝突」で指摘したように、文化にも多様性があり日本文化もその 1 つの類型だと論じるように、医療も、高齢化対応や最先端技術の進展によって向かっていく方向性は似てくるが、それが必ずしも 1 つの方向に収斂するわけではないと考える。よって、アメリカ、ドイツ、フランス、イギリスや北欧など、諸外国の医療制度には一長一短があり、それらと比較すれば日本の医療のバランスは現在でも高い水準を維持していると考える。参考として、この章の最後に、海外の病院の写真を 4 枚ほど示す。

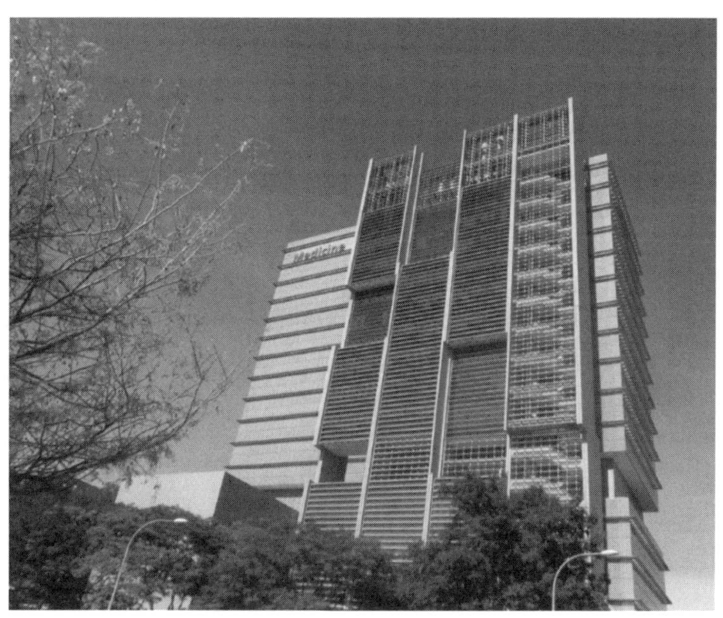

写真１　シンガポール大学医学部

筆者撮影

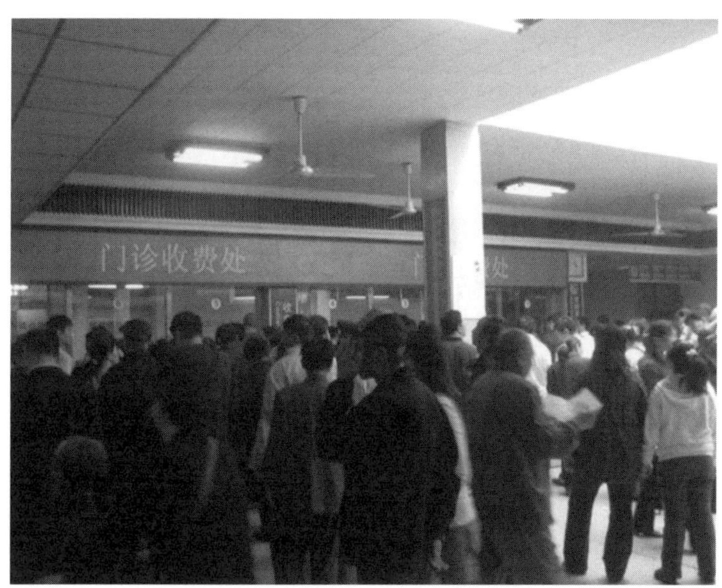

写真２　混雑している中国の病院風景

筆者撮影

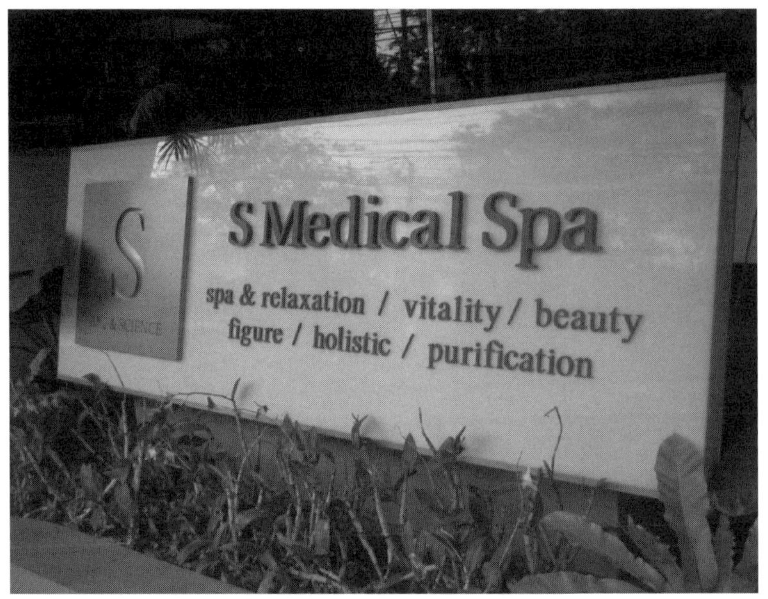

写真３　タイのメディカルスパ

筆者撮影

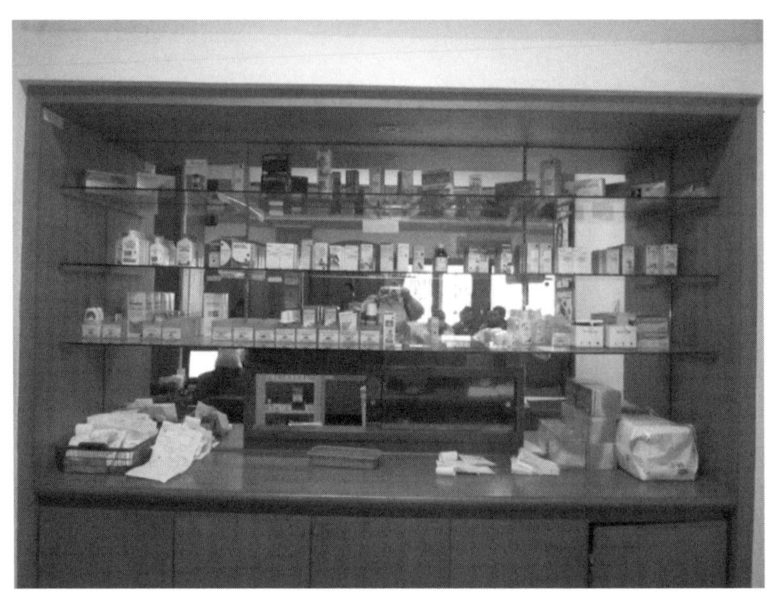

写真４　ジャカルタの国立病院の薬局

筆者撮影

参考文献

第 1 章

[1] 坂口正之、岡田忠克 編『よくわかる社会保障』第 4 版　ミネルヴァ書房　2016 年
[2] 坂巻弘之『薬剤師のための医療制度論』ムイスリ出版　2011 年
[3] 安藤秀雄、望月稔之、並木洋『医事関連法の完全知識』2017 年版　医学通信社　2017 年
[4] 石畑良太郎、牧野富夫 編著『よくわかる社会政策』第 2 版　ミネルヴァ書房　2016 年
[5] 小塩隆士『社会保障の経済学』第 4 版　日本評論社　2013 年
[6] 厚生労働省「厚生労働白書」(各年版)

第 2 章

[1] 小塩隆士、田近栄治、府川哲夫『日本の社会保障政策課題と改革』東京大学出版会　2016 年
[2] 小塩隆士『社会保障の経済学』第 4 版　日本評論社　2013 年
[3] 山田謙次『社会保障クライシス』東洋経済新報社　2017 年
[4] 厚生労働省「厚生労働白書」(各年版)
[5] 厚生労働省「平成 27 年度 国民医療費の概況」
[6] 内閣府ホームページ　統計情報・調査結果、国民経済計算 (GDP 統計)
http://www.esri.cao.go.jp/jp/sna/toukei.html

第 3 章

[1] 厚生労働省ホームページ、法令等データベースサービス
http://wwwhourei.mhlw.go.jp/hourei/
[2] 安藤秀雄、望月稔之、並木洋『医事関連法の完全知識』2017 年版　医学通信社　2017 年

第 4 章

[1] 厚生労働省「厚生労働白書」(各年版)
[2] 厚生労働省「我が国の医療保険制度について」
http://www.mhlw.go.jp/file/06-Seisakujouhou-12400000-Hokenkyoku/0000172084.pdf
[3] 厚生労働省「厚生統計要覧 (平成 28 年度)」
http://www.mhlw.go.jp/toukei/youran/index-kousei.html
[4] 遠藤久夫、池上直己 編著『医療保険・診療報酬制度』勁草書房　2010 年
[5] 久保真人、米本倉基、勝山貴美子、志田京子 編著『よくわかる看護組織論』ミネルヴァ書房　2017 年

第 5 章

[1]　厚生労働省保険局医療課医療指導監査室「保険診療の理解のために【医科】」 2016 年

[2]　久保真人、米本倉基、勝山貴美子、志田京子『よくわかる看護組織論』ミネルヴァ書房　2017 年

[3]　松田晋哉『基礎から読み解く DPC ―実践的に活用するために― 第 3 版』医学書院　2011 年

[4]　日本病院会『診療情報管理Ⅲ　専門・診療情報管理編』第 7 版　2016 年

[5]　田辺三菱製薬「DPC はやわかりマニュアル 2016 年 4 月改訂版」
https://medical.mt-pharma.co.jp/support/dpc-manual/

[6]　厚生労働省保険局医療課「DPC／PDPS 傷病名コーディングテキスト改訂版」

[7]　厚生労働省「中央社会保険医療協議会(中央社会保険医療協議会薬価専門部会)資料」
http://www.mhlw.go.jp/stf/shingi/shingi-chuo.html?tid=128157

[8]　厚生労働省「平成 28 年度診療報酬改定　資料」
http://www.mhlw.go.jp/stf/seisakunitsuite/bunya/0000106421.html

[9]　遠藤久夫、池上直己 編著『医療保険・診療報酬制度』勁草書房　2010 年

[10]　田中滋、二木立 編著『医療制度改革の国際比較』勁草書房　2011 年

第 6 章

[1]　厚生労働省老健局「公的介護保険制度の現状と今後の役割」 2015 年

[2]　厚生労働省ホームページ　全国版トップ　介護保険の解説
http://www.kaigokensaku.mhlw.go.jp/commentary/fee.html

[3]　久保真人、米本倉基、勝山貴美子、志田京子 編著『よくわかる看護組織論』ミネルヴァ書房　2017 年

[4]　日本病院会『診療情報管理Ⅲ　専門・診療情報管理編』第 7 版　2016 年

[5]　内閣府「平成 29 年度版高齢社会白書」 2017 年

[6]　厚生労働省「厚生労働白書」(各年版)

第 7 章

[1]　坂口正之、岡田忠克 編『よくわかる社会保障』第 4 版　ミネルヴァ書房　2016 年

[2]　厚生労働省・都道府県労働局・労働基準監督署「労災保険給付の概要」「療養（補償）給付の請求手続き」

[3]　安藤秀雄、望月稔之、並木洋『医事関連法の完全知識』2017 年版　医学通信社　2017 年

第 8 章

[1]　漆原良一『明解　医薬品産業』医薬経済社　2014 年

[2]　市川知幸『わかる薬価基準』医薬経済社　2014 年

[3]　安藤秀雄、望月稔之、並木洋『医事関連法の完全知識』2017 年版　医学通信社　2017 年

[4] 久保真人、米本倉基、勝山貴美子、志田京子 編著『よくわかる看護組織論』ミネルヴァ書房 2017年
[5] 『薬事ハンドブック2017』じほう 2017年
[6] 坂巻弘之『薬剤師のための医療制度論』ムイスリ出版 2011年

第9章
[1] 池上直己、西村周三 編著『医療技術・医薬品』勁草書房 2005年
[2] 田中滋、二木立 編著『医療制度改革の国際比較』勁草書房 2011年
[3] 漆原良一『明解 医薬品産業』医薬経済社 2014年
[4] 『薬事ハンドブック2017』じほう 2017年
[5] Panos Kanavos, Overview of Pharmaceutical Pricing and Reimbursement Regulation in Europe, Jpn Pharmacol Ther vol. 31 no. 10 2003 (欧州における医薬品の価格設定と償還 津谷喜一郎 訳 東京大学大学院薬学系研究科医薬経済学)
[6] 経済産業省 商務・サービスグループ 医療・福祉機器産業室「我が国医療機器のイノベーション加速化に関する研究会資料：我が国医療機器産業の現状」 2017年
[7] BMI Research, Worldwide Medical Devices Market Forecasts to 2021

第10章
[1] 真野俊樹『入門医療経済学』中央公論新社 2006年
[2] 真野俊樹『医療マネジメント』日本評論社 2004年
[3] 真野俊樹『医療危機―高齢社会とイノベーション』中公新書 2017年
[4] 渡辺深『経済社会学のすすめ』八千代出版 2002年
[5] 飯田経夫『人間にとって経済とは何か』PHP研究所 2002年
[6] 佐伯啓思『アダム・スミスの誤算』PHP研究所 1999年
[7] 佐和隆光『第三の道―効率と公正の新たな同盟』日本経済新聞社 1999年
[8] 吉川洋『人口と日本経済 ―長寿、イノベーション、経済成長』中公新書 2016年
[9] E・H・アッカークネヒト 著、舘野之男 翻訳『パリ、病院医学の誕生―革命暦第三年から二月革命へ (始まりの本)』みすず書房 2012年
[10] マイケル・E. ポーター、エリザベス・オルムステッド テイスバーグ『医療戦略の本質―価値を向上させる競争』日経BP 2009年
[11] 猪飼周平『病院の世紀の理論』有斐閣 2010年
[12] 中田敏博『医療鎖国―なぜ日本ではがん新薬が使えないのか』文春新書 2011年
[13] 池上直己『医療問題』第4版 日経文庫 2010年

第11章
[1] 真野俊樹『入門医療経済学』中央公論新社 2006年
[2] 真野俊樹『「命の値段」はいくらなのか』角川書店 2013年

[3] 真野俊樹『入門医療政策』中央公論新社　2012 年
[4] 池上直己、J.C. キャンベル『日本の医療―統制とバランス感覚』中公新書　1996 年
[5] 水野和夫『資本主義の終焉と歴史の危機』集英社　2014 年
[6] 二木立『介護保険と医療保険改革』剄草書房　2000 年
[7] 西村淳『社会保障の明日―日本と世界の潮流と課題』ぎょうせい　2006 年
[8] 真野俊樹『比較医療政策』ミネルヴァ書房　2013 年
[9] 「超高齢社会のフロントランナー日本：これからの日本の医学・医療のあり方」日本学術会議　2014 年
[10] 二木立『地域包括ケアと地域医療連携』勁草書房　2015 年
[11] 二木立『安倍政権の医療・社会保障改革』勁草書房　2014 年
[12] 村上正泰「医政羅針盤 激動する医療と政策の行方」 2016 年
http://dpc-management.com/free/easy/list01_1.php/

第 12 章

[1] 臨床経済学研究会・ISPOR 日本部会　ISPOR 用語集翻訳委員会『ヘルスケアサイエンスのための医薬経済学用語集』医薬出版センター　2011 年
[2] Berger M, et al. Health Care cost, quality, and outcomes. ISPOR Book of Terms. International Society for Pharmacoeconomics and Outcomes Research. 2003.
[3] 厚生労働省「中央社会保険医療協議会における費用対効果評価の分析ガイドライン」
http://www.mhlw.go.jp/file/05-Shingikai-12404000-Hokenkyoku-Iryouka/0000109789.pdf
[4] EuroQOL ホームページ　https://euroqol.org/
[5] 大日康史ら「1QALY 獲得に対する最大支払い意思額に関する研究」 医療と社会 16, 157-165, 2006 年
[6] Shiroiwa T, et al., International survey on willingness-to-pay (WTP) for one additional QALY gained: what is the threshold of cost effectiveness? Health Econ 19, 422-437, 2010.
[7] Karnon J, et al., Modelling the long term cost effectiveness of clopidogrel for the secondary prevention of occlusive vascular events in the UK. Curr Med Res Opin. 2005 ;21(1):101-12.

第 13 章

[1] EUnetHTA ホームページ　http://www.eunethta.eu/about-us/faq#t287n73
[2] 東美恵「医療技術評価（HTA）の諸外国での利用状況と課題」JPMA News Letter No.153, 2013
(http://www.jpma.or.jp/about/issue/gratis/newsletter/archive_until2014/pdf/2013_153_04.pdf)
[3] 坂巻弘之、他「わが国の新薬薬価算定における薬剤経済学資料の現状と政策利用における課題　1997～2000 年に収載された 114 品目における日本製薬工業協会加盟会社への調査」薬剤疫学 6, 83-100, 2002 年
[4] 池田俊也、他「医薬品の価格算定と薬剤経済学－応用への道筋－」医薬産業政策研究所リサーチペーパーシリーズ 19, 2004 年

[5] 池田俊也、他「薬剤経済学的評価に関する製薬企業へのアンケート調査」医薬産業政策研究所 リサーチペーパーシリーズ 44, 2008 年

[6] Kamae I, Kobayashi M. Value-based pricing of new drugs in Japan using the principle of incremental cost-effectiveness ratio. ISPOR 12th Annual European Congress, 27 October, 2009, Paris, France.

[7] http://www5.cao.go.jp/keizai-shimon/kaigi/cabinet/2015/2015_basicpolicies_ja.pdf

第 14 章

[1] 真野俊樹『日本の医療、くらべてみたら 10 勝 5 敗 3 分けで世界一』講談社＋α 新書 2017 年

[2] 真野俊樹『グローバル化する医療 メディカルツーリズムとは何か』岩波書店 2009 年

[3] 真野俊樹『アジアの医療提供体制』日本医学出版 2016 年

[4] 真野俊樹『医療が日本の主力商品になる』DC21 携書 2012 年

[5] 武川正吾、宮本太郎 編著『グローバリゼーションと福祉国家（講座 現代の社会政策 第 6 巻）明石書店 2012 年

[6]「活発化する世界の医療サービスビジネス～各国・地域の医療サービスビジネス・制度報告～ 2013 年 10 月」日本貿易振興機構（ジェトロ）

[7] 森臨太郎『持続可能な医療を創る―グローバルな視点からの提言』岩波書店 2013 年

[8] 李啓充『アメリカ医療の光と影』医学書院 2000 年

[9] 中浜隆『アメリカの民間医療保険』日本経済評論社 2006 年

[10] 加藤智章、西田和弘 編『世界の医療保障』法律文化社 2013 年

索 引

数 字

D

G

H

J

K

M

N

O

P

Q

あ

か

さ

た

編著者略歴

米本倉基（よねもと　くらもと）　編著・分担執筆　第１章～第９章

藤田医科大学大学院医療マネジメント領域　教授

(2022 年４月より東海学園大学経営学部　教授)

同志社大学大学院総合政策科学研究科博士後期課程修了

政策科学博士・経営学修士

著書「よくわかる看護組織論」（ミネルヴァ書房）

「医療経営士テキスト　人的資源管理」（日本医療企画）　他多数

真野俊樹（まの　としき）　編著・分担執筆　第 10 章・第 11 章・第 14 章

中央大学大学院ビジネススクール　教授

名古屋大学医学部医学科卒業

医師・医学博士・経済学博士・経営学修士

著書「はじめての医療経営論」（有斐閣）

「新たな医療危機を超えて」（日本評論社）　他多数

小林　慎（こばやし　まこと）　分担執筆　第 12 章・第 13 章

クレコンメディカルアセスメント株式会社　取締役最高業務責任者

横浜国立大学大学院工学研究科修了

医学博士・工学修士

著書「医療技術・医薬品」（勁草書房）（共著）

「信頼回復の病院経営」（薬事日報社）（共著）　他多数

坂田裕介（さかた　ゆうすけ）　分担執筆　第４章～第７章

藤田医科大学医療科学部医療経営情報学科　兼任講師

藤田医科大学大学院保健学研究科修士課程修了

保健学修士

論文「働き方改革による管理職の過重労働の現状－看護管理職への実態調査より－」

日本ビジネス実務論集（38）35-41 2020 年

「病院事務職のキャリア意識 ―キャリアアンカーと医療４職種との比較から―」

日本ビジネス実務論集(37) 47-53 2019 年

2018 年　3 月 26 日　　初　版　第 1 刷発行
2021 年 12 月 10 日　　改訂版　第 1 刷発行

医療系学生のための
社会保障制度と医療経済概論 講義［改訂版］

編著者　米本倉基／真野俊樹
著　者　小林　慎／坂田裕介
発行者　橋本豪夫
発行所　ムイスリ出版株式会社

〒169-0075
東京都新宿区高田馬場 4-2-9
Tel.(03)3362-9241(代表)　Fax.(03)3362-9145　振替 00110-2-102907

ISBN978-4-89641-310-6　C3047

memo

memo

memo

memo